AF501984

RECHERCHES

SUR

L'ANATOMIE PATHOLOGIQUE

ET LA NATURE

DE

LA PARALYSIE GÉNÉRALE

PAR LES DOCTEURS

HENRY BONNET

Médecin-Directeur de l'Asile public d'aliénés de la Roche-Gandon,
Membre de la Société d'anthropologie,
Correspondant des sociétés médico-psychologique, de médecine de Paris, de Nancy, etc.,
Lauréat de l'Académie de Médecine.

ET

POINCARÉ

Professeur-adjoint à la Faculté de Médecine de Nancy,
Membre de l'Académie Stanislas,
De la Société de Médecine de Nancy, etc.

LÉSIONS DU GRAND SYMPATHIQUE

TROUBLES VASO-MOTEURS

DEUXIÈME ÉDITION

PARIS
GEORGES MASSON, ÉDITEUR
Libraire de l'Académie de Médecine
17, PLACE DE L'ÉCOLE DE MÉDECINE, 17
1876

RECHERCHES SUR L'ANATOMIE PATHOLOGIQUE

ET LA NATURE

DE LA

PARALYSIE GÉNÉRALE

RECHERCHES

SUR

L'ANATOMIE PATHOLOGIQUE

ET LA NATURE

DE

LA PARALYSIE GÉNÉRALE

PAR LES DOCTEURS

HENRY BONNET

Médecin-Directeur de l'Asile public d'aliénés de la Roche-Gandon,
Membre de la Société d'anthropologie,
Correspondant des sociétés médico-psychologique, de médecine de Paris, de Nancy, etc ,
Lauréat de l'Académie de médecine.

ET

POINCARÉ

Professeur-adjoint à la Faculté de médecine de Nancy,
Membre de l'académie Stanislas,
De la société de médecine de Nancy, etc.

LÉSIONS DU GRAND SYMPATHIQUE

TROUBLES VASO-MOTEURS

PARIS

G. MASSON, ÉDITEUR

Librairie de l'Académie de médecine

PLACE DE L'ÉCOLE DE MÉDECINE

1875

RECHERCHES

SUR

L'ANATOMIE PATHOLOGIQUE

ET LA NATURE DE LA

PARALYSIE GÉNÉRALE

I.

Comme précédemment, notre intention n'est pas de reprendre en sous-œuvre ce qui a été dit sur la Paralysie générale, de refaire pour l'instant la monographie complète de cette affection. Nous émettrons uniquement des pensées nouvelles sur sa physiologie pathologique et son histologie appliquées à la clinique.

La Paralysie générale a dû, à l'instar de toutes les maladies, avoir sa période mythologique. Mais, malgré l'esprit d'observation des siècles passés, le défaut de connaissances anatomiques, l'ignorance en physiologie, et particulièrement en physiologie nerveuse, l'incorrection des termes cliniques, firent qu'elle fut méconnue ou qu'il y eut confusion à son endroit.

Haslam fut le premier qui la découvrit ; mais, il faut arriver jusqu'à Esquirol, Georget, et surtout Bayle, pour avoir de véritables données permettant de constituer à la Paralysie générale une place à part dans le cadre des maladies internes ressortissant au système nerveux.

Décrite sous le nom de Paralysie générale des aliénés (*Esquirol*) ; d'Arachnitis chronique (*Bayle*) ; de paralysie générale progressive (*Requin* et *Sondras*) ; de meningo-encéphalite chronique diffuse (*Calmeil*) ; de Parésie ou folie Parésifique par les *Allemands*, la maladie qui va nous occuper semble avoir à peu-près subi l'accord commun et la consécration de l'usage pour qu'on puisse lui donner le nom de Paralysie générale.

Ce n'est point pourtant, à scientifiquement parler, une paralysie telle que son mot est compris par les nosologistes ; mais, nous aurons occasion de démontrer que c'en est une d'un genre *spécial* qui, attaquant peu-à-peu tous les organes, annihile leurs fonctions. C'est, en un mot, pour nous, et par excellence, la maladie vaso-motrice et des actions reflexes.

Par ce que nous avançons, on peut déjà pressentir

le rôle que nous devrons attribuer à l'organe cérébral et à la congestion.

On n'a guères que dans les Asiles l'occasion de voir la Paralysie générale, de prendre sur elle les renseignements nécessaires à l'observation, de suivre les incidents de la maladie et de pratiquer la nécropsie. Ce fut donc dans des Asiles où, pour la première fois, la Paralysie générale dut attirer sérieusement l'esprit de l'observateur. — S'il n'y eut pas erreur de lieu, car tous les paralysés ont une compromission des facultés, le lieu dut nécessairement influer sur l'appréciation de la maladie, et la tendance originelle qui dura longtemps et existe encore chez quelques médecins fut d'en faire le corollaire de la folie. — On est encore disposé maintenant, et que ne devait-ce pas être il y a trente ans, à donner une royauté trop absolue au cerveau et à voir en lui le principe initial des délires. Très-souvent, néanmoins, il n'agit que secondairement et n'est qu'organe de détermination. On vit donc dans la Paralysie générale une complication.

Telle a été, dit M. Baillarger, qui, dans son travail sur la découverte de la Paralysie générale, a nettement précisé les litiges primitifs, *telle a été la doctrine d'Esquirol et de Georget. C'est la doctrine de la dualité opposée à celle de Bayle qui est l'unité. — Dans la première, on voit chez l'Aliéné paralytique deux maladies ; dans la seconde, on n'en reconnaît qu'une seule caractérisée par deux ordres de symptômes pathologiques.*

Que les symptômes de paralysie chez les déments paralytiques ne doivent pas être confondus avec les symptômes qui caractérisent la démence, pas plus que les signes de scorbut qui compliquent souvent cette maladie ne peuvent être pris pour elle. — C'est Esquirol qui parle.

M. Baillarger donne très-justement aux deux doctrines les épigraphes suivants qui spécifient le point de séparation :

Que le parallèle entre les lésions de l'intelligence et les lésions des mouvements, fait à toutes les époques de la maladie, offre un rapport constant entre le délire et la paralysie et que, par conséquent, on ne peut se refuser à admettre que ces deux ordres de phénomènes sont les symptômes d'un même mal. — C'est la doctrine de l'unité de Bayle.

Bayle, à notre avis, Bayle dont on ne parle plus dans notre siècle trop personnel, Bayle voyait juste. Il ne voyait que par la clinique ; mais, son immense jugement a devancé son époque.

Encore à cette heure on trouve les mêmes divergences, les mêmes deux camps.

Les divergences sont les suivantes :

La maladie est-elle fatalement subordonnée à l'aliénation mentale ou la précède-t-elle ?

Les troubles somatiques de la paralysie générale sont-ils invinciblement liés aux troubles intellectuels?

Les lésions anatomiques du cerveau deviennent-elles de toute force une cause de Paralysie?

En dehors de ces lésions ne s'en trouverait-il pas d'autres qui produiraient l'affection?

La Paralysie générale viendrait-elle insensiblement? — Serait-ce ensuite que les diverses altérations psychiques se produiraient?

Les symptômes de l'ordre mental et de l'ordre physique sont-ils parallèles ? — En ce cas, ne pourrait-il pas se faire que, tout en marchant simultanément, certains phénomènes masquent les autres, et qu'il y ait latence parfois d'un côté?

Nous chercherons à résoudre le problème.

Pendant longtemps, nous nous sentions disposés à subordonner la Paralysie générale à la folie. D'autres fois, nous avons flotté indécis. Mais, des exemples trop visibles nous ont rattaché à la théorie de l'unité morbide et de la simultanéité symptomatique.

Nous avons pleinement, en principe, adopté les vues sémeiologiques de Bayle, et nous nous sommes accordés avec lui sur l'élément congestif. — Mais, nous sommes séparés sur le *primum movens* de cet élément. — Bayle, comme la majorité des auteurs, comme Calmeil, en notant la congestion du cerveau et de ses enveloppes, n'ont vu rien au-delà, et ils localisent dans l'organe encéphalique les conditions de causalité congestive. — Pour nous au contraire, la méningo-encéphalite, *autant qu'elle existe*, serait secondaire et non pas primitive, et nous refusons au cerveau et à ses enveloppes un rôle principal.

Si la méningo-encéphalite existe véritablement, elle n'est que *très-postérieure* et ne dérive que d'un processus ascendant qui l'a en partie déterminée. — Mais, les éléments anatomo-pathologiques vus aux premières inspections nécropsiques, et qui semblent tous se rapporter à l'inflammation secondaire, ne sont à peu près pour nous que des apports d'une défectueuse nutrition, qu'aux limites infinitésimales d'assimilation un sang vicié a transmis aux organicules encéphaliques. — Si l'inflammation s'adjoint, elle n'est que le tardif effet d'une cause lointaine et d'une désorganisation de la nutrition générale. — Tous nos examens microscopiques unis à l'observation clinique nous le prouvent abondamment.

Donc, si nous sommes d'accord sur deux points

importants, l'unité du mal et l'élément congestif, nous différons essentiellement sur le mode d'interprétation des symptômes de l'affection et sur le point de départ.

La clinique, dernier terme des connaissances et de l'art du médecin, exige qu'on mette tous ses soins de jugement aux procédés d'investigation. — Elle ne saurait vraiment exister si l'on ne saisit pas toutes les occasions possibles d'expliquer physiologiquement les faits et d'en déduire des aperçus qui montrent les inconnues à dégager ou mettent sur leurs traces. L'histologie lui apporte son puissant concours, et, souvent, on peut se croire en position de conclure, car on a laissé tout empirisme de côté.

L'étiologie et la symptomatologie, en tant que description pure et simple, ont été suffisamment établies par les auteurs pour que nous ne nous en occupions ultérieurement qu'au point de vue de la philosophie générale.

L'anatomie pathologique présente seule, à cause de ses grandes conséquences, un vaste champ à explorer, et son examen *demande d'autant plus de sévérité* qu'il établit la base de la physiologie de l'affection.

Nous allons exposer ce qui a été dit, et nous mettrons en regard ce que nous avons vu en signalant ce que nous n'avons pas trouvé, et en cherchant à expliquer les causes probables d'erreur. — Les lésions anatomiques visibles à l'œil nu se trouvant décrites dans les traités et monographies, nous ne devrons en parler brièvement que comme mémoire.

ANATOMIE PATHOLOGIQUE

Les premiers auteurs, dont il y a une légère tendance à se séparer, mais qui conservent encore beaucoup d'adhérents, ont rapporté la pathogénie de la Paralysie générale, tantôt à l'inflammation des méninges, tantôt à celle du cerveau, tantôt aux deux réunies.

Pour M. Baillarger, deux groupes d'altérations anatomiques se distinguent. — Dans le premier se trouvent les altérations de la méningo-encéphalite ; dans le deuxième, les caractères de l'hydrocéphale chronique avec atrophie, ramollissement du cerveau.

Calmeil, convaincu de la nature inflammatoire des lésions membraneuses et parenchymateuses, et se croyant autorisé par les turgescences initiales ainsi que par les exsudations fibrineuses ou plasmatiques, n'a plus accepté la qualification de Paralysie générale et l'a remplacée par celle de péri-encéphalite chronique diffuse.

Nous avouons d'abord que, malgré les auteurs, nous comprenons mal une affection débutant d'emblée par l'état chronique. — D'un autre côté, le mot *diffus* employé par Calmeil dénote les incertitudes de son esprit et de l'impuissance à déterminer.

Comme Marcé, nous pensons que, malgré la grande autorité de M. Calmeil, on doit éprouver des scrupules en face d'une opinion aussi nettement affirmative.

Comment se fait-il (1), dit justement Marcé, *qu'une inflammation ne se termine jamais par suppuration, et qu'elle se prolonge pendant deux années, trois années et même plus?* — La marche de la maladie et l'aspect de ses lésions le porteraient plutôt à admettre l'idée d'une congestion ; mais, il la rattache au cerveau lui-même.

Nous ne parlerons pas des altérations osseuses. — Si les parois du crâne montrent parfois une épaisseur anormale, elle ne nous paraît avoir qu'une importance d'hypernutrition secondaire.

Quand on ouvre la boîte cranienne, on peut voir souvent que le cerveau ne remplit qu'incomplètement

1. Marcé. *Traité des maladies mentales.*

le *vide virtuel.* — Les sinus de la dure-mère sont gorgés de sang, et la section de cette membrane laisse échapper une grande quantité de sérosité sanguinolente. Rarement il y a adhérence de la dure-mère avec les parois du crâne ou avec l'arachnoïde. — L'arachnoïde est congestionnée, épaissie, infiltrée dans toute son étendue ; une accumulation plus intense de sérosité se trouve dans ses cavités ; cette sérosité est plus faible à la base du crâne. Elle est recouverte de plaques gélatineuses, de dépôts plastiques protéiformes, de granulations. Parmi les produits d'exsudation, MM. Brunet, Lancereaux, ont décrit des néo-membranes ; c'est la pachyméningite dont on a le plus généralement expliqué la formation par une exsudation du feuillet pariétal qui s'organise insensiblement ; dans les vaisseaux de ces néo-membranes on a indiqué la dégénérescence graisseuse. Ces vaisseaux n'offrant pas une élasticité suffisante, se rompent souvent, et les kystes arachnoïdiens en seraient la conséquence.

La pie-mère est devenue opaque, tomenteuse, d'un rouge variant d'intensité, et est farcie de vaisseaux turgescents et diversement entrelacés ; elle offre des irradiations de traînées lactescentes et gélatiniformes, plus remarquables à la surface du cerveau qu'à sa base. — *Ces altérations*, dit avec raison Marcé (1), *sont d'autant plus marquées que la*

1. Marcé, *Traité des maladies mentales.*

maladie a été plus longue et s'est accompagnée d'un mouvement congestif plus fort.

Dans les cas, dit Calmeil, *où le travail inflammatoire a pu se concentrer d'une façon particulière, la pie-mère happe la substance nerveuse corticale et offre des houppes vasculaires constituées par la réunion des capillaires* (1). — Souvent elle est intimement soudée au cerveau dont on ne peut la séparer qu'en excitant celui-ci et laissant à nu des surfaces saignantes qui montrent évidemment les corrélations du travail des membranes et du parenchyme.

La substance corticale offre de grandes différences de densité et de volume. Sa coloration varie du rose au brun. — Le plus souvent, il y a un défaut de consistance allant jusqu'au ramollissement ; parfois, elle est gorgée de sérosité et comme œdémateuse. — Dans d'autres cas, elle serait atrophiée et se réduirait même à une lame excessivement mince, surtout aux lobes antérieurs à travers lesquels on apercevrait la substance blanche. — Erlenmayer attribue cette atrophie à des épanchements séreux successifs. — Les éléments nerveux seraient, pour lui, remplacés par de la substance amorphe.

Des doutes sont évidents dans l'esprit d'Erlenmayer sur la notion inflammatoire.

1. Calmeil, *Traité des maladies inflammatoires du cerveau.*

Parchappe note comme lésion pathognomonique le ramollissement de la partie moyenne de la substance grise ; ce ramollissement se trouverait ainsi engaîné entre une lame supérieure et une lame inférieure saines.

Il est difficile, en présence des diverses couches corticales décrites par M. Baillarger et par Gratiolet, d'admettre que le scalpel puisse établir les limites invariables données par Parchappe. — Comme travail pathologique, nous avons peine à comprendre qu'un ramollissement *s'individualise ainsi*.

Frœrichs parle d'induration de la substance grise qu'il rattache à la sclérose.

Les altérations de la substance blanche sont faibles. Parfois on constate du ramollissement et, dans d'autres cas, une augmentation de consistance. — M. Baillarger a parlé comme signes constants des expansions crétiformes s'irradiant dans la substance grise. La sérosité des ventricules a augmenté, et l'on a pu remarquer un amincissement de leurs parois qui semblent ne plus consister qu'en une membrane formée par l'ependyme induré. On retrouve à la surface des aspérités que Bayle avait déjà signalées et les mêmes décrites par Joire au quatrième ventricule. Ce seraient, pour Rokitanski, des exsudats albumino-plastiques et, pour le docteur Meyer, une hypertrophie de l'épithélium de l'arachnoïde.

M. Luys a pensé trouver des lésions caractéristiques dans le cervelet. — Cet organe, pas plus que ses enveloppes, ne nous paraît affecté d'une façon spéciale et, comme M. Magnan, nous croyons que M. Luys, en rapportant la diffluence générale de la substance corticale du cervelet, a rencontré des cas exceptionnels. M. Bouillaud avait déjà cru devoir attribuer à une inflammation chronique du cervelet les phénomènes qu'on observe dans la Paralysie générale.

Nous arrivons maintenant aux examens microcopiques.

D'après Calmeil, Marcé, M. Luys, les vaisseaux de la pie-mère apparaissent avec un développement considérable, et les parois des capillaires sont souvent incrustées de fines granulations. La trame elle-même de cette membrane offre des cellules granulées, des granules moléculaires épars, et des globules sanguins extravasés. — Quant aux plaques opaques, elles sont formées de fibres volumineuses de tissu cellulaire au milieu desquelles ces vaisseaux sont rares et peu développés. — La substance grise offre, à un grossissement de 300 à 400 diamètres, des arborisations vasculaires dont on n'apprécie bien le développement anormal que lorsqu'on examine comparativement, et avec le même grossissement, un fragment de substance grise saine. — Sous le champ du microscope les vaisseaux se multiplient et forment des sortes de plexus. Les parois des capillaires sont presque toujours incrustées extérieurement de granules moléculaires très-fins qui en rétrécissent le calibre ; d'autres sont comme parsemées de petites cellules agminées qui abondent dans les bifurcations des troncs vasculaires. Les cellules sont rares, déformées ; leurs connexions sont rompues ; elles finissent par se vider. — Les tubes nerveux sont difformes ; leur contenu s'échappe au dehors, et ils ne se présentent plus que sous formes de débris épars.

D'après Rokitansky (1), il y aurait, aux divers dégrés de la Paralysie générale : — 1° Une quantité de tissu connectif embrassant dans son réseau l'élément nerveux ; dans des cas anciens, le tissu connectif est plus tendu ; puis, il est fibreux et se raccourcit en causant l'adhésion de la pie-mère ; — 2° Les tubes sont variqueux, brisés ; les cellules paraissent enflées ; — 3° On doit ajouter à ces productions des corps amyloïdes ou colloïdes. — Les changements de la pie-mère consisteraient dans l'adhésion à la surface du cerveau, dans la distension variqueuse des veines et la dilatation anévrysmale des petites artères. Cette distension anévrysmale est évidemment une vue de l'esprit.

Wedl (2), en s'occupant des vaisseaux capillaires de l'encéphale dans tous les genres de folie, et étendant

1. *Ueber Bindegewebewucherung in Nervensystem.*
2. *Beitrage zur Pathologie der Blütgefasse.* Wien, 1859.

son examen à la Paralysie générale dit : « *Généralement, les petits vaisseaux sanguins et les capillaires jouent un rôle important dans les diverses progressions morbides ; une production de cellules a lieu sur les parois. — Par l'effet de la formation de ces rides sur les cellules, il se présente une oblitération par rétrécissement du vaisseau lui-même, et, par suite, une conversion du vaisseau oblitéré en bandes ou en fibres de tissu connectif, et l'atrophie des capillaires est suivie d'une nutrition imparfaite de la partie intéressée.* » En outre, Wedl décrit une hypertrophie de la substance corticale.

Pour le docteur Salomon, de Malmo (Suède), « *la nature de la maladie est une dégénération qui siége dans la membrane adventice des vaisseaux de la pie-mère et dans le tissu connectif de la substance corticale. Ce processus dégénératif se développant amène des altérations des cellules de la substance grise et la réduit en masses inertes.* » Cette dégénération serait sclérosique.

Le docteur Ertrbischoff dit que, l'hypérémie s'irradiant dans la couche corticale, il se développe dans les capillaires une hypergénèse considérable d'éléments embryoplastiques qui compriment le vaisseau de dehors en dedans et arrivent ainsi à diminuer son calibre, même à l'oblitérer. Cette oblitération donnerait lieu à un obstacle considérable de la circulation : 1° dans la pie-mère ; 2° dans la substance corticale ; d'où l'ischémie, stase..... dont les conséquences sont les granulations et les adhérences.

Pour la plupart des auteurs allemands, il y a altération des parois vasculaires et hypertrophie du tissu connectif du cerveau.

Tout en localisant l'altération primitive dans le tissu cérébral, et signalant les altérations que nous rapportons, le docteur Willing fait remarquer qu'il faut, pour le développement de la maladie, qu'il y ait chez l'individu un grand dépérissement du système nerveux.

Le docteur Meschède (1) suit les cellules du cerveau en toutes leurs transformations pendant le cours de la Paralysie. — Il a remarqué qu'elles étaient plus volumineuses, plus isolables, et en partie ramollies. — « *On aperçoit*, dit-il, *des cellules exactement identiques, pour la grandeur et la forme, avec les véritables cellules nerveuses, mais dont les noyaux sont entourés d'une grande quantité de globules de graisse, très-fins,*

1. *Archives de Virckow*, 1865.

qui produisent une forte réfraction de la lumière, et de nombreux petits grains de pigment offrant une coloration jaunâtre. — Ces cellules ne présentent des contours nettement accusés que dans une partie de leur circonférence ; pour le reste, leur limite est établie par les globules de graisse qu'elles renferment. »

« *A côté de ces formes,* ajoute-t-il, *on rencontre encore, d'une part, des cellules pourvues d'un noyau clairement visible et de contours intacts, mais toutes remplies de granulations graisseuses et de petits grains de pigment ; et, d'autre part, des cellules ayant complétement perdu la netteté de leurs contours, ne paraissant composées que d'un certain nombre de petits globules et de granulations groupées autour d'un noyau et ne révélant que par leur forme seule le caractère de cellules nerveuses.* »

Pour Meschède, enfin, l'altération qui forme le caractère essentiel de la Paralysie générale est la dégénérescence des cellules nerveuses des hémisphères du cerveau, et, en particulier, de la couche corticale.

Tigger (1) note dans la couche corticale, puis dans la couche grise, avoisinant l'épendyme ventriculaire, des noyaux constitués en masse, homogènes, granu-

1. *Algem. Zeitschr, für Psych.*, XX, 1863.

leux, avec ou sans nucléoles; ces noyaux donneraient un ensemble rappelant les cellules ganglionnaires. — Comme M. Magnan (1), nous penserions que le mode de préparation (*eau alcoolisée*) indurerait la gangue interstitielle et agglutinerait les noyaux.

Lockhart Clarke (2) signale aux cellules nerveuses des circonvolutions des altérations consistant dans un augment des grains pigmentaires emplissant parfois totalement les cellules qui n'offrent plus de contours et semblent des particules ayant une tendance à la dissolution. — Lockart Clarke énonce que, dans la Paralysie générale de longue durée, la moelle est très-fréquemment altérée, ramollie dans quelques cas, et, en certaines parties, jusqu'à consistance de crême. — Dans d'autres, il dépeint de nombreuses aréoles de désintégration granuleuse ou fluide dans la substance grise ou ses alentours.

Nous ne saurions partager l'avis de M. Magnan (3) qui pense que divers points (*pigment, graisse*) des altérations signalées par Meschede et Lockhart Clarke ont peu d'importance par eux-mêmes et ne se rencontrent que rarement.

1. *Arch. physiol.*, 1868. nº 2.
2. *Lancet*, 1866 et 1867.
3. *Arch. Physiol.* — 1868, nº 2.

Westphal (1) cherche, comme Lockhart Clarke, à voir dans la moelle et le cerveau la connexité de rapports qu'on pourrait établir. — Il décrit, dans quelques cas, un travail de dégénérescence granuleuse sur les cordons postérieurs et latéraux qu'il a pu suivre en remontant jusque dans les pédoncules cérébraux, mais pas plus loin, ce qui ne lui permet pas le rapprochement avec les lésions secondaires de la moelle. Puis, en dessus, les cordons postérieurs et la partie postérieure des cordons latéraux offraient une altération décroissante de bas en haut. Au-dessous du point maximum la lésion des cordons postérieurs s'arrêtait; mais, les cordons latéraux restaient malades, et la lésion décroissait en descendant pour se reporter vers la partie externe des cornes postérieures. Westphal n'attribue pas ces lésions ascendante et descendante à une compression par des exsudations méningitiques. Il songerait plutôt à une myélite localisée qui amènerait la nécrobiose par inertie fonctionnelle.

« *On pourrait peut-être*, fait observer M. Magnan, *en admettant l'idée d'une myélite localisée, songer plutôt à une dégénération secondaire par perte de l'action trophique.* » — Quoi qu'il en soit, pour Westphal, les lésions spinales accompagnent toujours la Paralysie générale.

1. *Arch. Physiol.* — 1868, nº 2, Magnan.

M. Magnan a repris les travaux de Lockart Clarke et de Westphal. — Dans un travail très-explicatif et des plus consciencieux, il fait l'histoire microscopique du cerveau et de la moelle.

Fidèle à Virchow, il attache la plus haute importance à la névroglie dans la pathogénie des centres nerveux. Son importance serait surtout bien établie pour la Paralysie générale dans certains cas, où, la moelle étant atteinte en même temps que le cerveau, il est permis de suivre le processus malade jusqu'à son développement le plus complet.

« *Tout l'encéphale,* dit M. Magnan, *devient le siége d'une sorte d'irritation formative, travail lent qui se traduit par une prolifération nucléaire abondante dans le tissu interstitiel et sur les parois des capillaires. — Le tissu nerveux lui-même présente des altérations secondaires bien notables, excepté dans la couche corticale où l'on trouve les cellules infiltrées de granulations, mais sans déformation. — Cette lésion diffuse et étendue à tout le cerveau ne présente jamais, même dans les cas de Paralysie générale à la troisième période, le dernier terme de son évolution, sa présence à un degré avancé n'étant sans doute pas incompatible avec la vie. — Mais, il n'en est pas de même dans la moelle où ces altérations peuvent, sans compromettre l'existence, atteindre un degré avancé.* »

Arrivant à la moelle, M. Magnan décrit une irritation *formative avec prolifération nucléaire* de la gangue interstitielle des tubes nerveux qui s'étend dans la substance grise jusqu'à l'épendyme et la périphérie, et s'étale en s'épaississant jusqu'à la pie-mère. De là une hyperthrophie à marche lente qui aboutit à la transformation des gaînes de myéline en granulations graisseuses, et plus tard à leur destruction complète. — Les cordons postérieurs seraient plus particulièrement atteints. L'altération présenterait son maximum d'intensité à la fin de la région dorsale pour diminuer en général, graduellement, à mesure que l'on se rapproche du bulbe, restant plus marquée à la périphérie de la moelle, au pourtour de la substance grise, et sur les faisceaux postérieurs, où elle se circonscrit de chaque côté du sillon médian postérieur.

Ainsi, pour M. Magnan, la lésion constante qu'on doit, avant tout, chercher tant dans le cerveau que dans la moelle, est la prolifération nucléaire du tissu interstitiel ; les altérations parenchymateuses ne seraient que consécutives et caractérisées par la transformation granuleuse. — Un point essentiel pour nous à noter est l'indication par M. Magnan de l'élément graisseux à la suite duquel il y aurait destruction des gaînes de myéline.

Allant plus loin que M. Lockart Clarke et que M. Westphal, M. Magnan nous paraît évidemment attacher une caractéristique plus grande au processus ascendant de la moelle vers le cerveau que du cerveau vers la moelle.

Nous arrivons maintenant à nos propres recherches (1). — Nous avons abordé l'anatomie pathologique intime de la Paralysie générale sans la moindre idée préconçue. Pour nous, l'interprétation n'a point précédé l'observation ; elle est née après. C'est en raison de cette tendance d'esprit, et frappés des troubles de l'organisme entier, et en dernier lieu de la dégénérescence graisseuse, des atteintes circulatoires des gangrènes inopinées.......(2), que nous avons examiné sans distinction d'esprit toutes les parties du système nerveux, la moelle, le sympathique, aussi bien que l'encéphale, alors qu'*a priori* on aurait cru devoir être porté à localiser l'affection dans ce dernier organe.

Notre attention a tout d'abord été vivement arrêtée par la coloration brune de toutes les cellules quand nous avons examiné les ganglions du grand sympathique.— Nous qui n'avions, antérieurement, étudié la

1. Nos planches relatives à chacun des départements de l'axe cérébro-spinal et du sympathique n'ont que la prétention de l'exactitude. La plupart du temps, les différents points d'un élément ne sont par tous aperçus dans la même position du foyer et, quand on donne un dessin, on donne la résultante de plusieurs observations prises en faisant varier la vis micrométrique. Il nous a semblé qu'on reproduisait mieux la nature en ne donnant qu'un seul aspect du tout. C'est pourquoi les contours des cellules de nos dessins se montrent souvent inachevés.

2. H. Bonnet. *Considérations sur la Paralysie générale.* Paris ; Victor Masson, 1860.

structure des ganglions que sur le sympathique des animaux ; nous, qui savions que les auteurs signalèrent cette pigmentation spéciale comme un attribut des vieillards et des convalescents de fièvre typhoïde grave, nous pensâmes avoir trouvé la caractéristique anatomique de la Paralysie générale ; mais, nous dûmes renoncer à une partie de nos espérances.

Nous avons examiné des ganglions pris chez des individus non aliénés et atteints de maladies très-variées et dont l'âge oscillait entre trente et cinquante ans, et nous avons toujours rencontré une teinte rouillée du contenu des cellules ; mais, nous pouvons, sans hésitation, déclarer que cette coloration est, de beaucoup, moins générale et d'une intensité bien moindre que dans la Paralysie générale. Depuis, nous avons multiplié nos observations, et nous avons acquis la conviction que ceux qui se nourrissent avec des aliments exactement naturels ont toujours des cellules ganglionnaires incolores ou teintées seulement d'un jaune pâle. — Nous avons été conduits ainsi à penser que les conditions de la vie civilisée nous ont peu-à-peu, à travers de nombreuses générations, créé un nouvel état normal, que l'alimentation de plus en plus artificielle à laquelle est soumise l'espèce humaine a eu pour résultat de modifier profondément, *avec transmission héréditaire*, la constitution histologique des éléments du système nerveux affecté à la vie de nutrition. — Ce qui nous a confirmés dans cette manière de voir c'est que nous constations le *summum* de cette modification chez des paralysés qui avaient abusé des alcools ou qui, par leur position dans le monde, sont contraints à figurer dans ces repas où le plus sobre attiré par les productions excitantes de l'art culinaire fait, à son insu, des excès insensibles. Nous avons également constaté que des hommes les plus sérieux, fatigués par de longs et continus travaux d'esprit et les excitations intellectuelles et morales qui y sont inhérentes, sont sujets d'abord à des perversions d'appétit, font à peine choix d'aliments, se sustentent vicieusement et se font anormalement des réparations qui aboutissent peu-à-peu au terme histologique que nous décrivons.

Voici ce que nous avons constaté chez nos paralysés généraux du côté du grand sympathique.

Tous les anneaux, *sans exception*, de la chaîne ganglionnaire présentent à un faible grossissement une multitude de petites taches de rouille, les unes d'un bleu foncé, les autres d'un jaune fauve. — A l'objectif 3, et surtout à l'objectif 5, on reconnaît que chacune des taches correspond à une cellule et qu'elles sont dues à des grains de pigment qui remplissent tantôt la cavité cellulaire et qui, tantôt, n'occupent qu'un des pôles ; que le noyau siége souvent au centre de cet amas pigmentaire, mais que parfois aussi il en est éloigné. — En général, la pigmentation est plus accentuée au cou que dans toutes les autres régions. Souvent, elle ne reste pas limitée aux cellules ganglionnaires ; les cellules adipeuses voisines ont un contenu plus ou moins teinté de brun. Dans le tissu cellulaire ambiant on aperçoit çà et là de petits dépôts de pigment qui alors est tout-à-fait noir.

Le plus ordinairement les vaisseaux sont intacts ; mais, on en trouve qui sont mouchetés de pigment noir. Il en est même dont les contours sont dessinés par des traînées pigmentaires. Un fait fréquent dans les ganglions cervicaux, c'est leur distension et même un certain état variqueux.

Si, dans l'observation microscopique du sympathique des paralysés, la coloration des cellules frappe d'abord, un examen attentif fait bientôt constater deux autres altérations, moins apparentes au premier abord, *mais des plus sérieuses et des plus significatives.* — A part quelques points très-limités du ganglion, il y a une pauvreté incontestable en cellules. Par contre, le tissu connectif domine. La plupart du temps, ce tissu cellulaire surabondant est parsemé de nombreux et vastes départements de cellules adipeuses. La forme de ces départements qui rappelle parfois le mode de groupement des cellules nerveuses, la présence au milieu de ces cellules adipeuses de quelques cellules ganglionnaires qui y sont comme perdues, enfin leur teinte brune, font naître la pensée d'une substitution. — Nous avons même rencontré des ganglions thoraciques presqu'exclusivement formés par de la graisse noyée dans un magma connectif.

Dans tous les cas, ces trois altérations, *pigmentation, surabondance du tissu cellulaire, substitution de la graisse à l'élément actif*, doivent concourir à diminuer l'action des ganglions et à entraîner les conséquences d'une paralysie de l'innervation vaso-motrice.

Nous avons examiné avec la plus scrupuleuse attention l'état des vaisseaux et des méninges. — Nous les avons étudiés en place au sein de la substance grise et de la substance blanche. Nous les avons, en outre, isolés à l'aide d'un filet d'eau ou par le battage dans l'eau acidulée par l'acide acétique. Nous en avons bien rencontré quelques-uns légèrement encroûtés de tissu cellulaire, et toujours dans des points limités; mais, nous pouvons certifier n'avoir jamais trouvé les preuves d'une véritable sclérose, surtout une sclérose capable d'entraîner les conséquences mécaniques invoquées par M. Salomon pour expliquer la production de la Paralysie générale. — Les capillaires les plus fins conservent leur lumière parfaitement libre. On ne peut pas admettre un seul instant ici un défaut de nutrition dû à une imperméabilité des vaisseaux. Il en a été ainsi chez les sujets de nos dix dernières observations, mais encore chez sept autres dont les observations ont été publiées dans la dissertation inaugurale d'un de nos internes distingués de l'asile de Maréville, le docteur Mangenot (1).

Un mode d'altération vasculaire beaucoup plus constant et presque général pour chaque individu consiste en la présence dans la tunique celluleuse des petites artérioles de plaques plus ou moins étendues de pigment brun enchevêtrées avec des cristaux jaunâtres et des granulations graisseuses. Tous les rameaux ne présenteraient pas ces plaques ; mais, on peut dire que c'est presqu'une règle générale. — Et, de plus, il n'y a *point d'exceptions individuelles.* — Les capillaires qui sont munis du manchon signalé par M. Robin présentent en nombre considérable les mêmes plaques cristallines et pigmentaires dans la cavité circonscrite par cette enveloppe.

Très-souvent on remarque sur le trajet des vaisseaux de vastes agglomérations de granulations graisseuses. Elles sont, pour ainsi dire, fixées sur le trajet du vaisseau par une lamelle très-fine qui semble appartenir à la tunique celluleuse et en avoir été soulevée à la manière de l'épiderme dans la formation de l'ampoule.

Un fait qui nous a frappé, c'est la présence d'une quantité d'énormes globules de graisse dans la colonne sanguine qui stagne dans les vaisseaux. Ces globules de graisse libre, chimiquement et physiquement sé-

1. Mangenot. — *Thèse de Strasbourg,* 1867.

parés des autres éléments du sang, tranchent au milieu des parties qui les entourent par leur proportion et leur grande réfringence.

Toutes ces altérations vasculaires se retrouvent indistinctement dans tous les points de l'encéphale. — C'est dans le cervelet qu'elles sont le moins constantes et le moins marquées.

Si nous n'avons pas rencontré un seul cerveau de paralysé général qui n'offre la dégénérescence pigmentaire et graisseuse, et dans beaucoup de vaisseaux, nous pouvons assurer aussi que toujours un grand nombre de cellules renferment des granulations graisseuses, bien au-delà de ce que comporte l'état normal, même alors qu'à l'œil nu rien ne décèle la présence d'altérations pathologiques. Ces granulations ont pour effet de trahir de suite, immédiatement, même pour les yeux les moins exercés, et cela sans le concours des réactifs, la présence et la situation des cellules qui d'habitude sont comme perdues et latentes au milieu de la gangue granuleuse qui constitue le fond uniforme des préparations de substance grise.

Elles forment plus spécialement des agglomérations autour des noyaux et s'engagent jusque dans l'origine des prolongements.

Généralement incolores, elles offrent exceptionnellement une teinte jaunâtre ; mais, elles ne sont jamais accompagnées de granulations pigmentaires que nous voyons, au contraire, abonder dans d'autres parties du système nerveux. — Elles n'affectent point de siége particulier et exclusif. On peut en trouver dans toutes les régions ; mais, *il y a toujours des points variables* qui sont restés tout-à-fait indemnes. — On peut en rencontrer à la base, sur la convexité, en avant, en arrière, dans toutes les circonvolutions indistinctement. Tout ce qu'il est permis de dire, c'est qu'elles sont plus abondantes dans les lobes frontaux. — Il y en a toujours aussi dans les corps striés et les couches optiques.

Jamais les cellules ne sont altérées dans le cervelet.

Il en est ainsi de la protubérance, même sous le rapport de la pigmentation.

Les cellules du bulbe peuvent présenter des granulations graisseuses, mais ce n'est pas constant; par contre, elles nous ont offert toujours des granulations à teinte ferrugineuse bien plus abondantes que chez les individus sains.

Partout on trouve çà et là, au milieu de la matière granuleuse, des plaques informes d'un rouge brun, restes probables de petites extravasations sanguines, et des globules de graisse libre agglomérés ensemble ou isolés. — Parfois, ces derniers sont entourés d'une membrane mince, ce qui peut la faire regarder comme les représentants de ces petits noyaux auxquels M. le professeur Robin a donné le nom de *myélocytes*.

Quant aux tubes de la substance grise et de la substance blanche du cerveau, ils nous ont toujours paru normaux. Nous en avons bien vu se vidant facilement de leur contenu ; mais c'est là un fait que nous avons constaté sur tous les cerveaux, n'importe leur provenance.

En ce qui concerne l'examen de la moelle, nous pouvons déclarer que nous n'avons jamais aperçu ni sclérose des cordons, ni granulations des tubes, ni même dégénérescence graisseuse. Le seul fait qui nous ait frappé, c'est la présence d'une plus grande quantité de pigment dans les cellules avoisinant l'épendyme, et cela dans toutes les régions.

PHILOSOPHIE CLINIQUE

ET

PHYSIOLOGIE DE L'AFFECTION

La Paralysie générale attaque indifféremment l'un et l'autre sexe ; mais, elle sévit sur les hommes avec une supériorité des plus accentuée. — C'est généralement de trente à quarante ans qu'on la voit se dessiner ; et chez toutes les constitutions. — Il est digne d'attention que les idiots et les imbéciles sont parfaitement indemnes de la maladie. Serait-ce que leur dégénérescence primordiale les mette à l'abri ? Nous l'ignorons, et il y a là une question à résoudre.

Les conditions ethnologiques et de climat peuvent être un adjuvant aux causes déterminatrices ; ainsi, par exemple, on voit la proportion des femmes paralytiques dans le Midi être bien supérieure à celle des contrées du Nord. — Les conditions de milieu où les abus de vie sont intenses, exercent une action causale des plus nette. Les grands centres, particulièrement, favorisent les excès de boisson ainsi qu'une alimentation moins naturelle et plus irrégulière, et l'on y voit la Paralysie générale se développer en raison directe des viciations de régime.

En dehors de l'hérédité à laquelle il faut ici, comme ailleurs en pathologie, attacher la plus haute importance de prédisposition, les causes qui agissent sur l'organisme d'une façon dépressive par excitation, l'ivrognerie, plus spéciale chez l'homme, et la prostitution chez la femme, émoussent peu-à-peu les plexus viscéraux et le système ganglionnaire, modifient les éléments histologiques, et deviennent les puissants leviers de l'affection qui nous occupe. — Mais, en terme général, nous pouvons dire que tout ce qui vient à troubler ou modifier les lois de la nutrition altère la chaîne des ganglions et amène insensiblement la morbidité vaso-motrice de tous les organes.

Sans vouloir nous étendre, nous disons *a priori* qu'il n'est pas même nécessaire, pour le développement de la maladie, que de grands abus se fassent sentir ; et, selon les conditions de terrain, on pourra voir qu'une alimentation défectueuse, de mauvais choix, diversement excitante, irrégulière, amèneront la Paralysie générale chez des individus réellement sobres. — Par exemple, l'homme fatigué par de longs travaux intellectuels, par des veilles trop répétées, voit s'en aller peu-à-peu son appétence pour tout; rien n'est plus fixe chez lui; le besoin est perverti et les goûts sont considérablement modifiés, souvent lésés. Il n'a plus de régularité dans son alimentation dont la normale est très-déviée; il se nourrit mal et choisira de préférence des choses propres à aiguiser sa sensation; souvent, il restera longtemps sans rien prendre. — L'organisme résiste pendant une certaine époque; puis, tout-à-coup, s'offrent des symptômes de la nature de ceux dont nous nous occupons, et l'on se sentirait disposé à les rattacher de suite à la fatigue du cerveau et à des modalités propres à l'organe et retentissant ensuite sur l'être entier.

Plusieurs de ces cas se sont offerts à nous et si nous pouvions constater, à côté des exsudations congestives, une certaine diffluence, nous n'avons jamais pu voir d'altération de structure intime; seuls, les vaisseaux du cerveau contenaient des apports, graisseux principalement, entravant les phénomènes d'assimilation et de désassimilation naturels, et la gangue qui se déposait à la surface externe gênait les conditions physiques de circulation en facilitant les éléments congestifs. A l'encontre, tous les rameaux de la chaîne ganglionnaire offraient les lésions que nous avons signalées, lésions qui ne laissent aucun doute sur la cause dénutritive primordiale et son influence secondaire sur le cerveau.

Telle constitution se fera remarquer par une tendance prédispositive. Ainsi, on a pu noter que, même après un repas ordinaire, et même après chaque repas certains individus se congestionnent facilement, que le cou et le visage deviennent vultueux, et que ces phénomènes durent quelquefois plusieurs heures ; il y a là évidemment dans le mouvement de la nutrition une influence ganglionnaire dont l'effet se fait sentir aux parties supérieures, qui peut occasionner à la longue des apoplexies, mais qui peut aussi, par une lente modalité de la chaîne centrale, amener la paralysie; aussi, la sobriété la plus essentielle, le choix des aliments et des boissons, la régularité de régime, doivent-ils présider aux repas des individus que nous signalons. — Nous n'oserons jamais trop répéter que les fatigues intellectuelles, en émoussant le système nerveux, modifient les conditions d'appétence et de nutrition. — Telles et telles professions entraînent souvent des écarts d'alimentation qui, au bout d'un certain temps, deviennent funestes pour l'économie dans le sens pathologique que nous envisageons. Ainsi, nous citerons en particulier l'exemple d'un homme des plus honorables et que sa situation élevée forçait à ne refuser aucune invitation de dîner ou de soirée ; malgré sa retenue, il a mené, sans s'en douter, une existence irrégulière, et l'ingestion répétée de mets excitants, savoureux, mais anti-naturels. . . etc., a troublé sa physiologie ganglionnaire, et il est devenu paralysé général.

En un mot, et nous insistons fortement, toute excitation prolongée de la chaîne sympathique amènera progressivement son affaissement et sa paralysie avec les symptômes vaso-moteurs et réflexes qui en seront la conséquence.

Mais, en dehors de conditions anormales et par influence directe de la nutrition, d'intoxications graduelles de nature diverse, ne pourrait-on peut-être encore avancer que des altérations ganglionnaires provenant du fait de grandes causes modificatrices, la syphilis par exemple, détermineraient les symptômes de la Paralysie générale ?

Pour nous, différentes causes qu'on a indiquées, telles que coups, chutes, érysipèle de la face..., etc., n'ont qu'un caractère trompeur de coïncidence.

On a peu l'occasion de suivre la maladie au début. Malgré tout, les observations qu'on possède et les renseignements que l'on parvient à se procurer peu-à-peu permettent d'établir la corrélation entre l'état actuel et les phénomènes primitifs, et de fusionner bientôt des symptômes dont le rapprochement paraît manifeste.

Et d'abord, disons que nous ne pouvons plus admettre aujourd'hui ce que nous admettions jadis, à savoir la séparation bien limitée des périodes de la Paralysie générale qu'on a décrites et qui seraient celles-ci :

1° — *Période de délire,* sans lésions ou même avec lésions légères de la vie de relation, ou bien encore lésions physiques légères avec délire consécutif.

2° — *Défaut* de coordination des mouvements, exagération du sentiment, trouble dans les phénomènes électro-dynamiques et électro-chimiques des sécrétions. — Le délire existerait encore dans cette deuxième période.

3° — *La démence* a commencé, démence paralytique, bien différente de la démence ordinaire, en ce sens que l'obtusion est plus stupide, la dégradation plus complète. — En même temps, la vie de relation s'affaisse de plus en plus ; l'incoordination de la vie organique s'accentue au suprême dégré ; état gâteux.

4° — *Destruction* entière de toute réceptivité cérébrale ; abolition plus ou moins complète des sens spéciaux, de la sensibilité générale, de la douleur ; interruption de tous les éléments de la vie de relation ; la vie organique s'éteint de plus en plus ; troubles généralisés de la circulation avec accidents souvent très-graves, centraux ou périphériques; adynamie profonde et phénomènes ataxiques à caractère continu ; végétation au summum ; marasme qui se caractérise par diverses formes.

Dans beaucoup de maladies, les périodes sont parfaitement tranchées. — Pour celle qui nous occupe, elles sont plus apparentes que réelles ; à l'époque où l'on commença à étudier la Paralysie générale, on dut penser à en faire les descriptions d'une façon très-dogmatiquement tranchée, et telles qu'on les trouve encore dans tous les livres classiques. — Mais la nature est loin d'avoir dans beaucoup de ses travaux ce mathématisme qu'en médecine on est parfois disposé à lui prêter.

Pour nous, les périodes se fondent les unes dans les autres, du moins en ce qui regarde l'état somatique ; et, il est fatal, dans l'état psychique, que la compromission et la déchéance progressives ont concurremment leur route graduelle jusqu'à la démence stupide.

Les symptômes de la vie de relation et de la vie organique sont tout-à-fait connexes. Leur marche est simultanée, mais avec des différences d'intensité, ce qui fait que les uns masquent les autres. — Les symptômes dynamiques semblent plus intenses d'abord que les symptômes organiques dont l'exagération ne se dévoile que beaucoup plus tard. — Aussi, l'attention s'est-elle portée de prime-saut sur les phénomènes dynamiques, en constituant une période précessive, et l'on a négligé à l'origine les phénomènes organiques légers qui les accompagnent.

Il y a, au début, simultanéité de ces derniers dont

les conditions ont passé inaperçues : troubles de la sensibilité générale et locale que corroborent les variations de calorification, les rougeurs fugaces de la face, les sécrétions anormales dont la modalité se fera de plus en plus sentir et qui s'accuseront progressivement, par exemple dans les qualités de nutrition de la peau dont les changements d'aspect, principalement au visage, deviennent manifestes ; les déviations du goût, bizarreries d'appétit, dérangements rémittents de l'estomac, troubles diarrhéiques passagers ; les anomalies de quantité et de qualité de la sécrétion urinaire qui, pour le pathologiste, doivent se relier d'une façon très-tangible à l'action vaso-motrice. — Toutes ces conditions, et d'autres encore, s'offrent déjà avec l'adynamie quand la lésion du langage et les grands signes d'incoordination qui arrêtent surtout l'esprit de l'observateur n'ont pas encore apparu. Ces phénomènes, nous le répétons, ou bien ne sont pas vus, ou bien en imposent *a priori* pour d'autres signes maladifs ; et ils restent masqués pendant longtemps avec des variantes d'intensité ou des rémissions par les lésions beaucoup plus frappantes et continues de la vie de relation. Mais, ne fallait-il pas qu'ils fussent d'abord un peu faibles avant de se montrer plus tard avec cette gravité presque exceptionnelle dans d'autres maladies et qui se rencontre au déclin et à la fin de la Paralysie générale.

En même temps, et comme prodrômes que devront vérifier des accidents morbides ultérieurs plus nets, l'état mental se caractérise par des changements d'humeur, de caractère, par des perversions d'intelligence et de sentiment. Puis, le délire s'affirme plus ostensiblement, soit que — état le plus commun — il se montre avec des prédominances ambitieuses ou lypémaniaques, soit qu'il soit général sans accuser de forme spéciale.

Dans ce dernier cas, les grands symptômes de la Paralysie générale ne sont cependant par voilés ; mais, on n'est pas aussi disposé à s'en rendre un compte net, et l'on peut même se figurer n'avoir affaire qu'à une folie ordinaire. Puis, tout-à-coup ils se présentent formellement à l'observation; leur intensité simultanée prend en quelque sorte le caractère subintrant et la marche de la maladie est généralement très-rapide. Plusieurs fois, nous avons été surpris de ce fait et, nous avons dû, en faisant nos réserves, penser à une complication de la folie ou à ce que cette dernière fût jugée par la Paralysie générale. Un examen bien attentif a pu nous faire voir que, dans le cas que nous citons, l'élément congestif cérébral couvre toute la scène, et la vultuosité de la face avec fibrillations fugaces, l'œil brillant et en saillie, des instabilités de l'iris, des trémulations rémittentes et très-passagères du langage font différencier l'état qu'on observe d'avec celui des maniaques ordinaires et oblige à établir un diagnostic qui ne fait que davantage se confirmer.

Répondons incidemment à l'une des questions que nous avons posées.

On a pu croire que la Paralysie générale a suivi le délire, comme le délire lui aurait succédé. En cela on a été évidemment de bonne foi ; mais, à notre avis, on a commis une erreur.

En symptomatologie, il ne faut pas prendre uniquement comme fait accompli une période d'état qu'on croit tout d'abord bien constituée. Avant que le délire soit formé, il y a dans les modifications intellectuelles et morales des éléments qui, pour être faibles et latents, n'en sont pas moins morbides et constituent les accidents précurseurs d'un délire, et l'on doit en tenir un grand compte quand ce dernier ne s'accuse pas encore d'une façon formelle. Le même raisonnement peut s'appliquer au délire qu'on aurait remarqué sans symptômes de Paralysie générale qui ne serait venue qu'ensuite. Le fait inverse de tout à l'heure se produit : c'est-à-dire que le délire est très-évident, et les troubles physiques légers se caractérisent par des accidents vagues de la vie de relation et de la vie organique sur lesquels l'attention ne se repose pas assez ou qui en imposent pour des accidents maladifs tout autres. Puis, un changement subit a lieu, et le grand cortége symptomatique apparaît. Là est la cause de l'erreur qui a consisté à faire suivre les délires par la Paralysie générale.

Pour nous, tous les phénomènes d'ordre physique et d'ordre moral marchent avec simultanéité depuis le commencement.

Les considérations succinctes auxquelles nous venons de nous livrer voient s'accorder la théorie et la clinique. En descendant ensuite dans l'examen des grands symptômes, ceux qui frappent davantage et autour desquels se rallient ceux d'un ordre inférieur ou parallèle, nous trouvons dans les uns et les autres l'application clinique qui s'accorde avec les signes anamnestiques, les données physiologiques qui corroborent et l'histologie qui confirme.

Nous avons dit que nous refusions aux centres encéphaliques la royauté trop absolue qui leur a été départie ; et, ce qui nous frappa depuis longtemps dans ce sens là, ce ne furent point précisément les troubles de la motilité qu'on peut expliquer par processus descendant.

Les divers dégrés d'altération de l'arachnoïde et de la pie-mère sur lesquels, à la suite de Bayle, l'esprit des nosographistes s'est tant appésanti, les adhérences des membranes avec la couche corticale, le ramollissement de cette dernière, les indurations et éminences crétiformes de la substance blanche, les granulations ventriculaires ne nous ont point paru revêtir un caractère suffisant pour expliquer complétement les troubles de la motilité. Encore moins avons-nous été satifaits, pour nous rendre compte de la sensibilité générale et locale, des modalités de sécrétion liées intimement aux phénomènes de nutrition, ainsi que des perversions du système circulatoire central et périphérique.

Il était nécessaire de chercher autre part que dans le cerveau, et même ultérieurement dans le cœur, les raisons finales d'une pathologie aussi étendue que celle de la Paralysie générale amenant toujours invariablement la fin des organes et ayant ceci de particulier que, sauf les cas foudroyants de congestion simple, de congestion épileptiforme ou d'apoplexie qui n'arrivent généralement que très-tard, il est fatal que tous les fonctionnements de l'économie soient amenés un à un au dernier degré d'impossibilité pour qu'il y ait cessation de vie.

« *On connaît aujourd'hui*, dit M. le docteur Magnan, *un nombre assez considérable de cas dans lesquels des lésions médullaires se sont propagées vers le cerveau en présentant d'une façon parallèle pendant la vie des symptômes qui, d'abord manifes-*

tés aux extrémités inférieures, se sont peu-à-peu étendus vers les parties supérieures du corps pour aboutir en dernier terme au développement de la Paralysie générale. En outre de ces faits à marche ascendante de la lésion de la moelle vers le cerveau, nous avons observé d'autres cas à marche descendante du cerveau vers la moelle, avec des troubles insolites également des extrémités inférieures à une certaine période de la maladie. Dans ces cas qui nous montrent la solidarité et l'unité du système cérébro-spinal, il nous est facile d'apprécier la pathogénie de la lésion et son développement jusqu'aux limites extrêmes. »

Nous marchons d'accord avec M. le docteur Magnan sur ce grand point principal, l'enlèvement de l'autonomie du cerveau. C'est un grand honneur pour lui d'avoir, par un travail assidu, étendu largement ses vues sur ce grand point de philosophie médicale et d'avoir continué Lockhart Clarke et Westphal.

Comme M. Magnan, nous voyons un processus descendant; mais il ne serait que secondaire au processus ascendant en formant ensuite un cercle vicieux avec lui, et nous donnons au processus ascendant une origine toute autre que celle donnée par notre savant confrère.

Le point de vue où nous nous plaçons ici devient de la plus extrême importance, car il constitue une doctrine nouvelle. Nous entrons de plein pied, et nous croyons être les premiers, dans l'établissement de la pathologie du grand sympathique à laquelle on ne paraît pas jamais avoir songé.

Les éléments de séparation, à mesure que l'on s'éloigne de la localisation trop exclusive de la maladie dans le cerveau, ont de plus en plus une étendue qui ne peut diminuer, et la science se constitue d'une façon plus physiologique.

Avec M. Magnan nous enlevons au cerveau la part trop exclusive qui lui a été faite pour reporter plus loin dans l'organisme le point originel.

Que la moelle, surtout dans la substance grise et les cordons postérieurs, soit un peu attaquée, nous ne le contestons pas, bien que, dans nos observations personnelles, nous n'ayons rencontré qu'une pigmentation plus accentuée des cellules voisines de l'épendyme. Mais, nous avons expliqué, et nos dessins le prouvent amplement, que le grand sympathique était profondément altéré ; et, pour nous, c'est l'action vaso-motrice qui cause en très-majeure partie les troubles de la motilité, provoque ceux de la sensibilité, modifie les lois de nutrition, pervertit les sécrétions, détruit les conditions circulatoires, centrale et périphérique, entrave les attributs normaux des phénomènes réflexes, et forme simultanément l'élément congestif cérébral.

Prenons un exemple de physiologie clinique dont nous pourrions avoir le mouvement primordial.

Supposons un individu intoxiqué par l'alcool. Connaissant tous les plexus viscéraux et leurs connexions, leur influence dans les lois de nutrition, et tenant compte plus tard des actions réflexes, on expliquera aisément, lors de l'absorption d'abord et lors de l'assimilation aux limites extrêmes de l'économie, l'excitation périphérique incessante dont le mouvement morbide entraînera progressivement la lésion des éléments histologiques de la chaîne ganglionnaire qui subit aussi l'action directe de l'imprégnation alcoolique, et se transmettra à la moelle qui le renverra. — De là un cercle continu de conditions pathologiques qui agira peu-à-peu, et d'une façon adéquate sur tous les nerfs vasculaires de l'économie. En fin de cause, nous trouverons la raison des atteintes générales de la vie, et, en ce qui touche plus spécialement le cerveau, de l'élément congestif dont les diverses phases se caractérisent par des altérations réciproques.

L'intoxication alcoolique, point causal le plus culminant, devient une des origines les plus formelles des troubles paralytiques. Mais, nous ne cesserons de répéter que les abus divers ou perversions de régime lèsent les propriétés fondamentales de la nutrition et attaquent d'une manière spéciale le système ganglionnaire. — C'est là qu'il nous faut voir le *primum movens* de la maladie, et la Paralysie générale vient résumer pour nous la plus grande part de la pathologie du grand sympathique.

Par suite de la paralysie des nerfs vaso-moteurs, des congestions passives ont lieu partout. — Si le cerveau semble être pris de meilleure heure, si les symptômes qui en sont la conséquence frappent davantage, c'est très-certainement parce que l'intensité de l'altération est plus marquée dans les ganglions cervicaux du grand sympathique.

Quoiqu'il en soit, la paralysie de ce dernier amène la congestion de la base du crâne, se propage au cerveau, à ses enveloppes et aux parois crâniennes ; d'où les lésions multiples observées et dont plusieurs qui ont plus vivement attiré l'attention, comme les kystes arachnoïdes, le ramollissement cortical, les granulations ventriculaires ne sont que des produits d'inflammation.

La paralysie des tuniques des vaisseaux, consécutive à l'action vaso-motrice, leur ôtant le ressort suffisant à la tension sanguine, on peut encore s'expliquer la filtration à travers les parois qui donne lieu, comme on le voit dans les méninges, aux liquides intra et sous-arachnoïdiens, aux plaques d'exsudat. — La physiologie démontre, lors de la section du grand sympathique au cou, une certaine tendance aux épanchements. Or, son métamorphisme pathologique est le phénomène semblable, et l'inflammation secondaire du cerveau, une fois confirmée, ne fait que corroborer la tendance à l'apoplexie sanguine ou séreuse.

La congestion de la face avec modifications visibles de la peau et de sa perspiration (*vergetures, teinte huilo-terreuse...*) est un dégré apparent des troubles vaso-moteurs. — La paralysie se porte sur le système des nerfs vasculaires, et le point de départ doit se retrouver dans la chaîne ganglionnaire, principalement l'extrémité supérieure et ses branches de communication, tant avec les éléments nerveux de l'axe spinal qu'avec les nerfs d'origine cérébrale et le cerveau lui-même.

A un dégré avancé de la maladie, on voit, non pas cependant chez tous les sujets, se développer des hématômes du pavillon de l'oreille, ces tumeurs si bien décrites par le docteur Ach. Foville. — Ces tumeurs sont extraordinairement rares, et l'on peut dire nulles chez les autres aliénés. — Nous avançons qu'elles constituent de véritables apoplexies congestives qui trouveront leur raison d'être dans la dégénérescence graduelle du sympathique finissant par se frapper de plus en plus de léthalité. Il en résulte une turgescence des vaisseaux de l'oreille et, à la limite, l'apoplexie se produit ; c'est la *répétition pathologique* de la section expérimentale du nerf au-dessus du ganglion cervical supérieur.

Il faut néanmoins tenir compte, au point de vue clinique, d'un point important ; c'est que, déjà, les irritations successives, et l'altération ganglionnaire progressive ayant amené l'inflammation secondaire de la base du crâne, des méninges et du cerveau, cette apoplexie de l'oreille devient une crise avantageuse au malade ; elle se passe, en effet, dans les auriculaires postérieures dépendant de la méningée moyenne. Si la production n'avait pas eu lieu, on aurait vu se développer une apoplexie cérébrale ou méningée, ou tout au moins une congestion intense dont la sidération consécutive aurait amené la mort.

Les idées de notre savant confrère, Ach. Foville, s'étaient déjà vaguement portées sur la doctrine que nous professons aujourd'hui. — Après avoir, avec Bird, attaché la plus haute importance au caractère général de la circulation céphalique, à cause des traits de ressemblance avec les phénomènes de M. Bernard il dit : *qu'il est important d'insister sur cette ressemblance des symptômes observés chez les animaux mutilés par la section de leur sympathique avec ce qu'il est donné de voir dans la pratique médicale. — Ce rapprochement doit être intéressant pour les aliénistes auxquels il peut suggérer différentes vues relatives aux formes congestives des maladies mentales... ; il peut mettre sur la voie d'hémorrhagies intra-crâniennes, méningées... ; on doit sans doute y rattacher ce gonflement bleuâtre des gencives avec exsudation sanguine qui n'est pas très-rare dans la Paralysie générale, en dehors de toute disposition scorbutique.*

Un autre symptôme de très-grande valeur réelle, parce qu'il appuie la lésion anatomique et la donnée physiologique, est la modification pupillaire.

Les changements divers qui se manifestent dans les modes de contractilité de l'iris appartiennent d'une façon plus ou moins variable à tous les dégrés de la Paralysie générale. — La déformation de l'iris et les variations de l'ouverture pupillaire sont de règle constante, mais ne se présentent pas toujours d'une façon identique. — Il y a une différence très-notable suivant le dégré de la maladie, et coïncidant même avec sa forme mentale symptomatique. — On constate rarement des altérations de la vision, apparentes au moins ; quelquefois cependant il y a affaiblissement de la vue et un peu de strabisme. — L'ophtalmoscope aurait fait découvrir au docteur Wendl des apoplexies de la rétine et un déroulement de l'artère ciliaire.

Toutes considérations gardées, on trouvera des termes tout autres de contractilité et de symétrie concurremment avec les termes de délire général sans prédominances de délire mélancolique, de manie avec prédominances mégalomaniaques ; et, ces termes pourront changer quand le délire se transformera en démence ; mais il ne faut pas oublier que les altérations anatomiques varient en même temps par augment d'intensité et que les symptômes cliniques devront marcher de pair. — Ce sont là des points formels d'observation, mais auxquels on ne saurait imposer des règles fixes, toujours les mêmes.

La seule règle générale est qu'il y a des modifications pupillaires. Tantôt, les deux pupilles sont extrêmement petites, et les mouvements contractiles difficiles ; tantôt, et c'est ce qu'on remarque le plus habituellement, l'une des pupilles — peut-être plus souvent à droite — est surtout affectée. D'autres fois, les pupilles, tout en ayant un défaut de symétrie, restent rondes ; dans d'autres cas, leur surface est irrégulièrement polygonée et l'axe de l'œil a subi une obliquité.

En même temps, on voit au cercle ciliaire des altérations remarquables de coloration ; l'œil a subi une vascularisation à intensité variable et, sans être positivement projeté en avant, il offre une voussure plus ou moins prononcée que, le premier, signala M. Moreau (de Tours), voussure qui, se développant peu-à-peu, n'atteint jamais cependant un dégré de proéminence exophtalmique. — La congestion suffit à elle seule pour expliquer ces faits ; mais aussi, les fibres musculaires de l'aponévrose orbitaire subissant une excitation continuelle repousseraient l'œil en avant ; à cela il faudrait encore joindre l'épaississement du tissu cellulaire cornéal. — Toujours est-il que tous les symptômes qu'on remarque dans l'œil, et particulièrement à l'iris et aux pupilles reconnaissent pour cause évidente l'élément congestif et l'irritation directe provenant du grand sympathique. — Les modalités protéiformes de grandeur, de petitesse, de déformation, de vascularité, de sugillations... sont sous la dépendance de la congestion dont la puissance se fait sentir avec des changements d'intensité suivant les terrains, et les dégrés de substitution histologique intimement liés à la cause qu'elle reconnaît.

Les différences dans les symptômes dont nous parlons ne sont que des différences de formes ; l'essence est une. — Il serait imprudent, à notre avis, et contraire à tout esprit de physiologie pathologique, de vouloir, comme on l'a fait, subordonner les signes dont nous parlons à telle ou telle forme prédominante de délire. Cette forme prédominante constitue un symptôme à part marchant très-concurremment avec les altérations organiques ; elle n'a qu'un rapport de coïncidence avec l'état pupillaire qui n'est dépendant que de la congestion ; et, cette congestion est parfaitement en relation avec la dégénérescence du bout supérieur du sympathique qui se trouve en paralysie ; elle nous donne la raison des symptômes observés du côté de la tête.

Nous avons d'abord parlé de l'extrémité céphalique parce que, en raison de l'intensité plus grande de la dégénérescence histologique de la portion supérieure du sympathique, nous avons cru devoir, pour l'histoire descriptive, rendre d'abord compte des phénomènes congestifs qui s'accusent de ce côté d'une façon plus marquée.

Entrant dans un autre ordre d'idées, nous dirons que l'influence du grand sympathique se fait, à propos de la nutrition générale, sentir d'une façon toute particulière.

Dans l'état ordinaire des choses, cette influence existe au plus haut dégré dans les actes de nutrition. — La dissémination des filets du grand sympathique et de ses correspondances dans la poitrine et l'abdomen se fait à l'infini, et l'action vaso-motrice est des plus caractérisée, non-seulement dans les conditions d'augment ou de resserrement du calibre des vaisseaux, et par contre dans celles successives d'assimilation des éléments hygides, mais encore dans les conditions de sécrétion dont l'activité variable, si elle vient à éprouver un trouble, se pervertit dans ses phénomènes métamorphiques de biologie incessante à l'extrémité des tissus.

Le paralysé général a déjà le goût en décroissance ou paralysé ; tout aliment lui devient indifférent. — Il mange avec boulimie ; le passage tout le long du tube digestif se fait avec une très-grande rapidité, et les fèces sont plus copieuses que dans l'état normal. Il semble — qu'on nous permette ce paradoxe — qu'il rende plus qu'on ne lui donne.

Il est évident que, déjà là, se manifestent des troubles hygides graves de la physiologie digestive. L'individu manque des qualités intimes nécessaires à la préparation des phénomènes de l'absorption, et les véritables essences assimilables disparaîtront peu-à-peu de l'économie. — Insensiblement l'état gâteux se présente et, après diverses rémittences, devient permanent.

Cet état gâteux, post-phénomène des perversions digestives, nous frappa vivement et, pour l'expliquer, nous refusâmes la seule indication de paralysie du sphincter anal énoncée depuis longtemps.

Nous fûmes conduits à l'attribuer aux troubles exercés par les nerfs vaso-moteurs sur le système péristaltique et sécrétoire de l'intestin, sur la sécrétion du foie, du pancréas. — Le même effet altère la sécrétion des reins et le mouvement fonctionnel de la vessie; par conséquent, miction involontaire.

On arrive très-naturellement à cette opinion quand on se trouve en présence des modalités de diverses natures et constantes du foie, du pancréas, des reins, et en présence des altérations de l'intestin, soit par épaississement de la muqueuse, soit par amincissement des tuniques. — Fatalement on est conduit aux conditions anormales de l'absorption et de ses produits et, ce qui est une conséquence inévitable, aux impossibilités de nutrition générale, à l'altération des liquides nourriciers dont la physiologie a été troublée dès le début de leur formation, aux processus congestifs, à la nosomorphie du tissu connectif, à la dégénérescence graisseuse et au pigment. — Ici, on a affaire à une substitution d'éléments homœomorphes aux éléments naturels; on n'a pas de production accidentelle, mais un remplacement par éléments morbides d'un tissu qui serait résorbé sans être suppléé par des molécules équivalentes.

Nous disons que l'état gâteux, les troubles de nutrition, tiennent à la perturbation des phénomènes électro-dynamiques et électro-chimiques des sécrétions ; autrement dit, la quantité et la qualité sont lésées. Non-seulement cela tient aux altérations de la chaîne et des divers plexus du sympathique, mais aussi aux branches pectorales qui, s'unissant aux pneumo-gastriques, se rendent avec lui à l'estomac.

Avant de quitter l'appareil de nutrition, notons encore un symptôme qui se montre à un degré avancé de la maladie :

On sait que les paralysés généraux mangent avec une grande gloutonnerie et que l'encombrement brusque des aliments au pharynx a quelquefois déterminé l'asphyxie. — En dehors du fait de gloutonnerie qui rentre dans la dépravation des phénomènes instinctifs, nous devrons considérer l'empêchement des conditions de la déglutition par le fait de la paralysie de tous les éléments musculaires qui servent à cette fonction et qui expliquera qu'on doit tenir un grand compte de la *vis a tergo* des aliments sur eux-mêmes pour leur passage dans l'œsophage. — Par exemple, les faisceaux musculaires qui vont des cartilages arytenoïdes à l'épiglotte ont pour but d'agir sur elle quant, au moment de la déglutition, elle doit recouvrir l'ouverture de la glotte ; ils reçoivent leur innervation des recurrents. — Or, nous devons penser que, chez le paralysé général, l'encombrement seul et brusque des aliments ne suffirait pas pour empêcher le mouvement de l'épiglotte qui éprouverait encore un obstacle de la part de son aryténoïdien paralysé ou ayant déjà subi un commencement de paralysie. — Nous devons trouver là une liaison avec les conditions morbides des pneumo-gastrique, glosso-pharyngien, et du système ganglionnaire, et nous verrons une connexité à établir avec les phénomènes de M. Bernard dépendant de la section des pneumo-gastriques dans la région moyenne du cou. Les aliments arrivent dans l'estomac, presque par leur propre poids, avec précession de certaines contractions du pharynx, en suivant l'œsophage plus ou moins paralysé. — Ici, dans l'estomac comme cela a lieu dans l'intestin, on verra se surajouter les perversions de sécrétion par lésion ganglionnaire, et ces actes passifs viennent confirmer l'appréciation que nous avons faite plus haut de l'état gâteux et de la diarrhée des paralysés généraux.

Le mâchonnement des paralysés, l'excitation des glandes salivaires, le ptyalisme s'expliqueront, d'un côté par les anastomoses du grand sympathique avec le plexus cervical et, de l'autre, par la transmission des centres vers les organes sécréteurs par les ganglions sphéno-palatin, otique, sublingual.... etc.

Si nous passons aux éléments fournis par le système circulatoire, on se trouve fortement saisi, d'abord en face des stases sanguines plus ou moins avancées du poumon qui se relient évidemment pour nous aux lésions de la chaîne ganglionnaire à laquelle prennent part en même temps les ganglions spéciaux des pneumo-gastriques. — Leur lésion pourra, en particulier, nous rendre compte des emphysèmes ou congestions passives du poumon, des irrégularités du rythme du cœur et de la diminution de la pression du sang dans l'appareil circulatoire, diminution qui, coïncidant avec la dépression des nerfs vasculaires, confirme différentes modifications par altération de ces organes.

Les congestions dont nous parlons deviennent symétriques des lésions intra-crâniennes.

L'hématose aux capillaires a subi une notable entrave et, depuis longtemps, la teinte rouge violacée et la vergéture des téguments, l'abaissement de la température ou son paradoxe d'exagération, le souffle râpeux du cœur, attestent l'empêchement d'assimilation et, selon les terrains comme selon les dégrés d'intensité ou d'avancement du mal, une disposition gangréneuse et la gangrène.

Disons d'abord que l'état passif inflammatoire général ; les caillots cruoriques ou stratifiés dans les gros vaisseaux et le transport de quelques concrétions dans les capillaires qui en ressentiront d'autant plus mal la présence qu'ils n'ont pas, comme les artères, la contractilité nécessaire à la poussée sanguine ; l'épaississement des orifices et l'hypertrophie du cœur accélèrent évidemment la grangrène, et la mort n'est pas loin. — Mais, ici, les choses se passent tout différemment que dans la clinique ordinaire des maladies du cœur et des vaisseaux ; et, il faut attendre, sans réaction bien particulière à noter, que le marasme ait produit la fin des infiniment petits de l'économie.

Il semble enfin — chose bizarre — que cette affection de la *Paralysie générale* veuille et ait besoin que tous les organes soient amenés un à un au dernier dégré dépuisement pour que la solution de l'individu arrive. — Toutes les parties de l'être sont insensiblement, depuis le commencement de la maladie, une nécrobiose spéciale, et rien ne peut enrayer.

Le côté, *essentiellement propre*, de la gangrène qui survient chez les paralysés généraux à la période ultime n'a pas échappé à l'esprit investigateur de M. Bail larger (1) qui, pourtant, ne s'y est pas davantage appesanti. — Elle prend une forme anormale en même temps qu'elle revêt un caractère spécial inhérent à l'affection. — Lorsqu'elle se développe, un travail éliminateur cherche à se produire, mais n'avance ni ne recule.

Si le défaut de vitalité qu'engendre la maladie en est la principale source, il n'est pas moins vrai que ce défaut de vitalité s'exerce d'une façon entièrement une.

L'inflammation des capillaires parcourt avec rapidité toutes ses périodes ; la mortification locale est rapide ; aucun symptôme général n'annonce l'approche de la gangrène ; le dernier dégré arrive sans que l'économie semble trahir les graves empêchements circulatoires et le défaut d'assimilation aux termes infinitésimaux des organes ; elle persiste encore assez longtemps sans influence apparente sur la fin de la maladie.

Cette gangrène tient à une action passive inflammatoire *sui generis* dont le siége électif est dans la dépression graduelle des nerfs vasculaires ou leur paralysie, ce qui explique le peu de retentissement sur les phénomènes généraux ; et, ce qui viendrait corroborer ce dernier point se retrouve dans les gangrènes internes, de la muqueuse vésicale par exemple, du pou-

1. *Gazette des Hôpitaux*, 5 janvier 1860.

mon, du foie, ou une tendance à se produire. — Les organes internes ne sont pas plus indemnes que les organes externes et ne donnent pas davantage lieu aux réactions générales qu'on remarque dans la symptomatologie des lésions que nous venons de signaler. — En un mot, si nous disions précédemment qu'il semblait nécessaire, dans la Paralysie générale, que les organes fussent amenés un à un au dernier degré d'épuisement, ajoutons aussi qu'il semble que toutes les actions morbides se passent une à une sur place, et que c'est leur enchaînement qui fait la maladie (1).

Pour terminer notre esquisse, nous pouvons attribuer l'ataxie de la langue et du voile du palais aux communications avec le ganglion cervical supérieur du glosso-pharyngien par ses ganglions et ses branches, de l'hypoglosse, par ses filets anastomiques du rameau carotidien, et aussi du nerf lingual par le ganglion de Meckel. Mais, nous devons dire que cet état pathologique peut fort bien s'expliquer par processus descendant du cerveau ; car, tout en attachant, en physiologie, aux anastomoses le caractère sérieux qu'elles

1. H. Bonnet. *Considérations sur la Paralysie générale* ; Paris, V. Masson, 1860 ; — Rapport de Marcé (*Soc. Médic. — Psych.* ; 1860), où il est question de l'état de la circulation.

comportent, nous ne voulons pas exagérer leur importance.

Nous pouvons aussi dire, sans pour cela négliger l'action directe de la moelle dont l'influence ne peut nous échapper, que la portion pelvienne du grand sympathique et le plexus mixte qui résulte de son union avec les branches sacrées de la moelle, l'animation qui en ressort aux vaisseaux des membres inférieurs, nous expliquent la perturbation vaso-motrice et, par suite, les perversions de nutrition ; d'où l'incoordination des mouvements, l'empâtement de la marche, la titubation, les troubles dynamiques divers. — Là, comme dans tout le reste de l'économie, il y a cercle incessant et connexe des processus morbides.

En résumé, le grand sympathique, s'il n'a pas par lui-même — *ce qui n'est pas encore prouvé* — d'activité propre de sensibilité et du mouvement, préside aux actions vaso-motrices et possède *au summum* les propriétés reflexes. — Toutes ses qualités étant entravées par sa dégénérescence, l'antagonisme vital que pourrait exercer l'axe cérébro-spinal atteint lui-même du reste secondairement se trouve enrayé, et les fonctions meurent une à une.

Le grand sympathique, étant dégénéré, se trouve par le fait en état de paralysie et n'a plus le pouvoir de conduire les impressions et de renvoyer les mouvements aux fonctions de la vie végétative.

S'il est au plus haut point conducteur de sensibilité et de mouvement, les impressions vers les centres nerveux et l'excitation directe sur les organes ne se font, dans l'état physiologique, qu'avec lenteur. — Aussi s'explique-t-on bien par là cette lenteur de la marche progressive de la Paralysie générale.

II.

Nous n'ajouterons que peu de chose aux considérations précédentes.

En 1868, lorsque notre travail fut présenté à la Société Médico-Psychologique, et depuis, une seule argumentation nous a été offerte par le docteur Ach. Foville.

En principe, le docteur Ach. Foville est entièrement d'accord avec nous. — Connaissant, du reste, son excellent travail sur les tumeurs sanguines du pavillon de l'oreille, nous n'éprouvâmes aucune surprise. Mais, il y a entre lui et nous quelques points de dissidence.

Les idées du docteur Foville cadrent trop bien en général avec les nôtres pour que nous ne relations pas ici son travail sans y rien corriger de peur d'amoindrir. — Le lecteur, en tenant compte de quelques objections auxquelles nous ne ferons qu'une réponse succincte, pourra se pénétrer d'une façon complète de la valeur de nos importantes recherches qu'une longue expérience ultérieure ne fait que corroborer.

MM. Bonnet et Poincaré, dit M. Foville, *ont passé en revue les symptômes de la Paralysie générale, et il leur a paru que la plupart d'entre eux dénotaient un trouble dans les fonctions du grand sympathique et dans celles de ses filets vaso-moteurs. C'est là une opinion fort juste.*

Les faits sur lesquels s'appuie la doctrine ont été physiologiquement relatés par nous et nous croyons avoir démontré, comme on le verra encore dans nos observations, que les examens pathologique et clinique viennent pleinement corroborer les célèbres expériences dont le premier honneur revient à Cl. Bernard. — Depuis, de nombreux travaux ont eu lieu dans le but d'éclairer les conditions fonctionnelles des nerfs vaso-moteurs et la physiologie de la circulation capillaire par Brown-Séquard, Schiff, Donders, etc.

C'est, dit M. Foville, *grâce à ces travaux qu'on*

admet aujourd'hui sans contestation : 1° que, toutes les fois que les fonctions du grand sympathique sont suspendues ou abolies, il se produit une augmentation de la vascularité, de la calorification et de la sensibilité; 2° qu'au contraire, toutes les fois que ces mêmes fonctions sont exaltées, il se produit une action inverse, c'est-à-dire une diminution de la vascularité, de la calorification et de la sensibilité. — Dans le premier cas, les nerfs vaso-moteurs ont été frappés de paralysie, les tuniques contractiles des vaisseaux se sont relâchées, et ce relâchement des capillaires a amené à son tour une hypérémie qui peut aller jusqu'à produire une véritable inflammation avec son cortége de produits d'exsudation et de suppuration!

Dans la Paralysie générale, et le regretté Marcé l'avait bien pressenti, l'inflammation n'a pas lieu; les produits d'exsudat et tous les autres éléments nécrobiotiques s'expliquent fort bien par les perversions du sang; il y a une dénutrition générale progressive se reliant intimement aux troubles centraux vaso-moteurs et les phénomènes d'assimilation aux limites infinitésimales ne se font plus d'une façon conforme aux lois de la normale, la désassimilation l'emporte; d'où il est facile de constater par l'examen microscopique des apports qu'on voit nettement dans l'intérieur et autour des capillaires et qui mettent arrêt à la réformation des éléments naturels des divers organes.

Les nerfs vaso-moteurs fortement excités, continue M. Foville, *amènent la contraction convulsive des parois vasculaires, et ce spasme des vaisseaux produit à son tour l'ensemble des symptômes habituellement désignés aujourd'hui sous le nom d'*ischémie *et qui peuvent aller jusqu'à la gangrène.*

Ce furent, en grande partie, toutes ces considérations qui depuis longtemps arrêtèrent notre esprit et déjà, en 1860, l'un de nous (1), sans encore se déclarer aussi formellement qu'aujourd'hui sur un point très-important de la pathologie du grand sympathique, appelait sérieusement l'attention sur l'état du cœur, les troubles de la circulation capillaire non encore décrits, les viciations de sécrétion, les dégénérescences graisseuses généralisées, les gangrènes à marche et caractère tout spécial ; celles-ci n'étaient jusqu'alors, si nous ne nous trompons, qu'attribuées au décubitus dorsal.

Ainsi que l'ont dit MM. Bonnet et Poincaré, ajoute M. Foville, *la rougeur, la chaleur, la congestion quelquefois si grandes des parties extra-crâniennes de la tête et qui, sans doute, existent en même temps à l'intérieur du crâne; les modifications si fréquentes des pupilles; les troubles généraux de la*

1. H. Bonnet. *Consid. sur la Paralysie générale*. Paris, V. Masson 1860.

nutrition que l'on voit se produire pendant le cours de cette maladie sont absolument comparables à ce que l'on observe chez les animaux après les lésions du grand sympathique et s'expliquent, comme chez ces derniers, par la paralysie des nerfs vaso-moteurs et le relâchement des capillaires qui en est la suite.

Avec M. Foville qui nous vient de plus en aide, nous sommes parfaitement d'accord que la physiologie expérimentale fournit à notre thèse des arguments très-nombreux. Sans doute, nous pouvons en avoir oublié quelques-uns; toutefois nous avons essayé d'entrer dans l'explication des phénomènes morbides les plus saillants de la vie de relation et de la vie végétative. Par instants, certaines belles expériences comme celles de M. Goujon sur la ligature de la carotide et la section du cordon cervical du sympathique nous ont échappé; mais elles nous semblent devoir toujours affirmer notre travail bien que nous ne partagions pas, EN CE QUI REGARDE LE POINT PATHOLOGIQUE ACTUEL, ses idées sur l'inflammation et surtout l'inflammation suppurée que des centaines d'autopsies ne nous ont jamais fait voir.

Quant aux altérations amenées dans les glandes par la paralysie du sympathique et professées depuis longtemps par Cl. Bernard, nous n'avons eu garde de ne pas nettement les appliquer à la pathologie du grand sympathique, et nous avons relaté au chapitre précédent ainsi que dans nos observations, les attributs propres des dégénérescences ressortissant aux organes de sécrétion.

Après avoir dit dans son argumentation qu'il ne pouvait que confirmer et même étendre nos idées, M. Foville arrive à une sévère objection. — Sans cependant être concluant, il ne serait pas éloigné, si nous ne faisons erreur, de donner au centre vaso-moteur du cerveau une première influence (1).

Nous, nous refusons au cerveau le point de départ, le *primum movens*, pour l'attribuer au grand sympathique; ce ne serait que plus tard que cerveau, moelle et grand sympathique viendraient former un cercle pathologique indiscutable en se corroborant mutuellement par les troubles de sensibilité, de motilité, de nutrition... etc.

Il faudrait établir, énonce en dernier lieu M. Foville, *pour que la doctrine fût imposée aux convictions :*

1° *Que les altérations anatomiques du grand sympathique et les troubles fonctionnels sont un phénomène constant dès le début de la Paralysie générale et qu'ils précèdent toujours tous les autres ;*

2° *Qu'ils ont, dans cette maladie, un caractère propre qui ne se rencontre pas dans d'autres affec-*

1. Foville. *Ann. médico-physiol.*, Sept. 1868.

tions et qui leur donne une valeur vraiment spécifique.

On sait qu'on n'a pas d'occasion de nécropsies au début de la Paralysie générale. Dès lors, l'âge des altérations anatomiques est un point de repère des inductions.

Nous dirons ensuite, chose de la dernière importance, que le mésocéphale *n'ayant aucune altération,* nous ne pouvions prendre comme origine l'action vaso-motrice du cerveau.

Nous résumerons enfin par les réflexions suivantes :

Dans les sciences médicales, les vérités absolues forment l'exception.

En disant que la Paralysie générale débute par une décadence vaso-motrice et par des altérations des ganglions cervicaux du grand sympathique, nous avons voulu formuler efficacement le mécanisme le plus naturel de cette affection.

Nous ne nions pas, le moindrement, l'existence

des cas rares où la démence paralytique a pu être, *du moins en apparence*, le premier phénomène.

Nous ne refusons pas non plus, sans être en désaccord avec nous-mêmes, aux cellules des hémisphères cérébraux le droit d'éprouver spontanément la dégénérescence graisseuse en dehors de l'influence indirecte des ganglions cervicaux, puisque le *fait se produit* dans le ramollissement pur et simple. — Il est bien *évident* que l'altération, soit primitive, soit consécutive, donne lieu aux mêmes symptômes intellectuels, parce que, dans l'un et l'autre cas, *le fonctionnement spécial* des cellules cérébrales se trouve matériellement troublé de la même manière. Mais, dans les circonstances exceptionnelles signalées — et M. Foville le dit lui-même — les phénomènes congestifs finissent toujours par apparaître tôt ou tard. — Eh bien ! pour nous, à ce moment-là seulement, le malade est devenu un *véritable paralysé général.* A ce moment là seulement apparaissent les troubles de nutrition générale qui spécialisent l'affection ; à ce moment-là seulement les altérations cérébrales, singulièrement précipitées par la paralysie des vasomoteurs, donnent aux symptômes cérébraux leur intensité caractéristique. Le sujet est devenu nettement parésique quand le sympathique s'est formellement accusé ; et ce dernier s'altère sur place de *par lui-même*, et non par un *processus morbide* à marche descendante ainsi que nous l'établirons plus loin.

D'ailleurs, l'innervation vaso-motrice de la tête n'est pas sous la dépendance exclusive des ganglions cervicaux.

Dans tout le système végétatif, chaque ganglion représente un centre ayant de l'action dans une circonscription plus ou moins étendue suivant son volume et sa situation. Autour d'un ganglion volumineux se trouvent disposés çà et là, dans sa sphère d'action même, des ganglions plus petits; ceux-ci forment à l'entour des centres de circonscriptions plus restreintes sur lesquels ils peuvent agir, tantôt sous l'influence du pouvoir supérieur auquel ils sont soumis, tantôt en vertu de leur propre autonomie.

Au cas particulier, qu'est-ce qui prouve que les ganglions crâniens n'ont pas précédé les ganglions cervicaux dans la dégénérescence qui doit devenir générale plus tard, et n'ont pas produit ainsi une congestion intérieure *à laquelle échapperaient* les organes extérieurs de la tête?

Partant d'une opinion à peu près classique et qui place le centre d'innervation des vaso-moteurs dans le mésocéphale, le docteur Foville a été tenté de considérer les lésions de la Paralysie générale comme se développant primitivement dans l'encéphale et se propageant après coup au grand sympathique. — Ce dernier *ne deviendrait général* que parce que le bulbe et la protubérance qui sont pour lui un foyer d'alimentation auraient été envahis par la dégénérescence des lobules cérébraux.

Or, même en nous plaçant à ce point de vue demi-classique, il nous sera facile de démontrer que les choses ne se passent pas ainsi.

Dans notre EXPOSÉ GÉNÉRAL DE L'ANATOMIE PATHOLOGIQUE, nous avons dit :

Jamais les cellules ne sont altérées dans le cervelet. — Il en est également de la protubérance, même sous le rapport de la pigmentation. — *Les cellules du bulbe peuvent présenter des granulations graisseuses; mais, ce n'est pas constant. Par contre, elles nous ont offert toujours des granulations à teinte ferrugineuse plus abondantes que chez les individus sains.*

Une extrême prudence nous dictait ces lignes qui vont certainement au-delà de la vérité.

Ayant multiplié tous nos termes de comparaison,

nous nous croyons en droit de déclarer que le bulbe, de même que la protubérance, reste presque toujours, *sinon toujours*, à l'état normal, dans la Paralysie générale. — Mais, les lésions de ces segments seraient-elles ce qu'on veut dire qu'elles seraient encore très-insignifiantes en présence des altérations profondes et constantes du grand sympathique, et qu'il serait tout-à-fait impossible d'assigner aux premières le rôle de cause vis-à-vis des secondes.

Mais, en supposant que le sympathique puise dans la protubérance et le bulbe la force dont il ne serait que le collecteur et le dispensateur, nous n'avons fait qu'entrer dans les idées générales de la contradiction.

Nos convictions au sujet du mécanisme de l'innervation sont tout autres.

La doctrine qui divisait le système nerveux en organes actifs ou créateurs, et en organes passifs ou conducteurs, est bien près d'avoir vécu. — Il n'y a pas un fluide engendré en un point et transporté ensuite à la périphérie par un trajet plus ou moins compliqué.

Il y a une série d'actes moléculaires qui s'enchaînent entre eux en se suscitant les uns les autres d'un point quelconque vers un autre point. — Les expériences de MM. Vulpian et Philippeaux nous ont montré que les nerfs peuvent récupérer de par eux-mêmes toutes leurs propriétés physiologiques, tout en restant séparés des centres nerveux.

Que ne peut donc pas faire alors le sympathique, lui qui possède des cellules nerveuses, l'élément générateur par excellence?

Partout où elle se montre, la cellule peut et doit manifester sa puissance spontanée. — Les cellules du sympathique peuvent, aussi bien que les cellules encéphaliques, être l'agent initial de certaines manifestations physiologiques. Le sympathique peut, comme l'encéphale, être le point de départ d'un processus morbide; car, *il a sa vie propre,* et ses anastomoses avec l'axe cérébro-spinal sont plutôt *des moyens de relations réciproques* que des voies d'apport.

Laissons là, du reste, ces vues qui peuvent être, pour le moment, un point de sentiment plutôt qu'une démonstration susceptible de s'imposer.

Nous devons dire, en résumé, que nous nous

croyons autorisés à placer le point de départ de la Paralysie générale dans le système sympathique parce que nous avons rencontré dans ce dernier des lésions beaucoup plus constantes et beaucoup plus avancées que partout ailleurs, et parce que les altérations sont toujours plus considérables dans les ganglions qui tiennent sous leur dépendance l'innervation vaso-motrice des lobes cérébraux.

III

—

OBSERVATIONS

C'est la série d'observations suivantes qui a déterminé notre doctrine. — Les premières n'ont été que le jalon.

Dans les dernières que viennent corroborer les planches on trouvera tous les éléments nécessaires a l'appui de nos idées.

OBSERVATIONS

OBSERVATION I.

Le nommé F..., homme de lettres, arrive à l'Asile de.... dans un état avancé de paralysie générale. — Embarras de la parole, tremblements de la tête, affaiblissement de la motilité avec frémissements, difficulté très-grande de la station debout et titubation dans la marche qui se fait très-péniblement et par soutien; affaissement du tronc avec courbure; perte de l'intelligence, de la mémoire, des sentiments affectifs. — Le malade est atteint de démence avec réactions maniaques qui se manifestent surtout la nuit; dès-lors, peu de sommeil. — La sensibilité tactile est considérablement émoussée; les sens spéciaux ont beaucoup souffert. — F... se relève constamment la nuit, est en proie à une grande agitation, se couche par terre, et l'on a beaucoup de peine à le remettre au lit. — Un peu de calme survient ; puis l'exacerbation maniaque réapparaît et F... passerait toutes ses nuits à terre si on ne le surveillait.

A la visite de la veille on n'avait constaté aucuns accidents spéciaux. — Le lendemain, sans que rien l'ait pu faire présumer, une gangrène apparaît brusquement, et, sans suivre aucune loi, envahit les deux pieds d'une façon intense. — Ils sont froids, insensibles, d'une teinte noire violacée ; de larges phlyctènes existent à la région dorsale ; le mal suit très-nettement la ligne d'articulation de la première rangée du tarse avec la seconde pour le pied droit. — Comme état général, la chaleur est augmentée ; le pouls est petit, vif, à 100 ; la face est vultueuse ; la respiration haletante.

Le soir, même état : œdème considérable des parties inférieures ; douleurs atroces qui semblent réveiller un peu l'intelligence. Le malade a l'air de comprendre sa position ; ses réponses ont, par moment, un caractère de netteté qu'on n'avait jamais vu auparavant.

Le lendemain, même état local. — L'état général est très-grave ; pouls, 144 ; chaleur animale extrême, faciès vultueux ; tremblements spasmodiques de tous les muscles du visage ; yeux très-bistrés, difficulté de relèvement des paupières ; pupilles rétrécies. — Respiration haletante et entrecoupée ; râle trachéo-laryngien ; diminution de son dans toute l'étendue des poumons ; à droite, au sommet, rhonchus entremêlés de roucoulements ; à gauche, la matité est plus considérable qu'à droite ; râles muqueux à grosses bulles, bruit de conque en bas. — Le foie déborde de deux travers de doigt les fausses côtes ; le ventre est libre ; un peu de gargouillement dans la fosse iliaque droite ; quelques soubresauts tendineux.

Une inflammation éliminatrice a circonscrit les parties mortifiées en s'arrêtant au-dessus des articulations précitées par un sillon ulcéreux à bords tranchés.

Les jours suivants, même état local sans modification. — L'état général n'offre qu'une aggravation du côté de la poitrine.

Mort à la suite d'accidents tétaniques.

AUTOPSIE.

Pied droit. — A la face dorsale, téguments noirâtres dont la teinte allait en diminuant des orteils jusqu'aux articulations tarso-métatarsiennes et d'une couleur rouge-violacée à partir de ce point jusqu'à la jambe. — Ulcération sinueuse, large d'un travers de doigt, disposée en courbe parabolique dont le plein était aux articulations de la première avec la deuxième rangée du tarse et les extrémités à la partie postérieure du calcanéum. — Tout ce qui était en avant de ce sillon, intéressant toute l'épaisseur de la peau, n'avait pas participé à la gangrène; peau noire, tissu cellulaire rouge-noirâtre, rempli de matières pultacées, sans odeur, qui baignait les tendons et qui entrait aux articulations.

Pied gauche. — A la face dorsale, même sillon produit par l'inflammation éliminatrice, mais dont le plein parabolique tombait aux articulations tarso-métatarsiennes, les extrémités partant également de la partie postérieure du calcanéum. — En avant de ce sillon les téguments étaient noirs, gangrénés ; en arrière, ils étaient plus ou moins rouges, mais non atteints par la gangrène dont la séparait l'inflammation éliminatrice. – La plante du pied présentait dans toute l'étendue les mêmes désordres qu'à droite. Les jambes étaient très-œdématiées.

Cerveau. — Crâne très-mince ; pas d'adhérence des méninges ; épanchement séreux intra et sous-arachnoïdien avec état gélatiniforme ; piqueté rouge de toute la substance cérébrale, principalement dans les parties centrales ; un peu de ramollissement du plancher des ventricules ; état gélatiniforme du plexus choroïde et de la membrane interne des ventricules.

Cavité thoracique. — Adhérences anciennes pleuro-costales, surtout le long des gouttières vertébrales où l'on voit de larges plaques blanchâtres fibro-albumineuses entourant, dans beaucoup d'endroits, les tuyaux bronchiques. — Pneumonie au premier degré, surtout en arrière, en bas et à gauche ; un peu de pneumonie lobulaire au sommet.

Foie. — Le foie déborde de deux travers de doigt les fausses côtes et présente de la dégénérescence graisseuse.

Cœur. — Normal ; légère ossification à l'une des valvules de l'aorte ; caillots fibrineux légèrement ossifiés dans l'artère-pulmonaire.

Abdomen. — Diminution notable des parois du gros intestin, surtout dans le colon ascendant et l'S iliaque où il s'en faut de peu qu'on n'ait affaire qu'au feuillet péritonéal.

Réflexions.

Le malade, comme on l'a vu, était arrivé dans un degré très-avancé de parésie. — Il y avait abolition presque complète de la sensibilité générale, obtusion très-grande des sens spéciaux. — Les fonctions de la vie de relation avaient à peu près cessé ; la vie organique ne conservait qu'en apparence son pouvoir. — La mort devait nécessairement et fatalement venir avec rapidité sans que la science pût enrayer sa marche.

Le fait extrêmement important pour la cause qui nous occupe, l'action vaso-motrice, est la gangrène dont l'apparition instantanée se fit, sans aucun précédent, dans l'espace d'une nuit, affecta une forme galopante et arriva de suite au dernier degré : *couleur noire, bulles phlycténoïdes, froid complet, insensibilité.* — Il y avait cependant encore de l'algésie. — Une gangrène aussi forte, agissant d'une façon galopante sans aucuns symptômes précurseurs et arrivant de suite à sa dernière période présente évidemment quelque chose de tout spécial. — Une action vaso-motrice à caractère particulier peut seulement l'expliquer.

Le système nerveux étant sidéré en raison de l'affaissement des fonctions de relation et de celles de la vie organique, les modes de circulation et de nutrition étaient considérablement en souffrance. — Rien donc d'étonnant à ce qu'une gangrène se soit offerte et ait eu son siége aux extrémités inférieures qui, plus éloignées des centres, doivent subir plus vite la conséquence de la cause morbide. — Mais la brusquerie d'apparition du mal est un fait remarquable de la surprise que peut occasionner sur l'économie un défaut général de vitalité. — L'initium vient surtout d'une action inflammatoire vaso-motrice, primitive, passive et spéciale, dont une sur-acuité continue a vite épuisé l'action organique.

Ainsi, la disposition morbide de l'individu a amené des modifications profondes dans la composition des fluides et l'organisation des solides. — Chez une autre personne on aurait pu, jusqu'à un certain point, conserver l'espoir de guérir les parties affectées; le travail éliminateur, les granulations bourgeonneuses qu'on voyait à la surface des sillons de séparation l'auraient encore fait supposer; mais, chez un paralysé général avancé, où le mal est constamment entretenu par le défaut incessant de vitalité, la nature combat encore, mais ne peut aboutir qu'à un résultat négatif. — Que faire contre une pareille asthénie? Du reste, l'action organique suspendait graduellement son exercice partout. — Tous les ordres d'affaiblissement se confondent et sont simultanés depuis l'*initium* : sidération progressive de tous les systèmes musculaires des vies de relation et organique; troubles profonds de sécrétion entièrement généralisés; perturbations extrêmes dynamiques et chimiques de la digestion et de l'absorption; altérations de circulation; comme pénultième effet, lésions au *summum* de circulation et d'innervation.

On a vu, dans le résultat de l'autopsie, dégénérescence graisseuse du foie, diminution des parois de l'intestin, thrombus, concrétions, etc. — On peut juger par là des puissantes entraves qui existent dans le stimulus nécessaire aux actions mécaniques et chimiques nécessaires pour l'impulsion du sang et les différents modes d'assimilation des organes. — La dégénérescence graisseuse est surtout un fait curieux de protogénèse qui se généralise peu à peu par la transformation des éléments primordiaux qui constituent naturellement tel ou tel tissu.

OBSERVATION II.

B..., ancien marchand de chevaux, entre à l'Asile de....

C'était un homme de forte constitution et d'un bon tempérament. — Après avoir perdu toute sa fortune, il est tombé dans l'abattement et la tristesse et s'est livré à la boisson. — Sa femme ne donne que des renseignements bien vagues sur la manière dont la maladie a débuté et sur le moment où il a commencé à divaguer. — Il y aurait, dit-elle, cinq à six mois que la maladie a commencé; et, cependant, B... est en démence complète et au dernier degré de la paralysie progressive.

Voici l'état qu'il offre à son entrée : — Les pieds sont lourds, collés au sol; les mouvements de propulsion sont profondément incertains. — Il reste assis ou couché dans la position où on le met et n'en sort plus. — La modification subie par les membres supérieurs n'est pas à un degré aussi avancé que les membres inférieurs; il peut encore porter, en tremblant beaucoup, la cuiller à la bouche; mais, de suite, il faut lui venir en aide. — La face est vultueuse, vergetée; tremblements fibrillaires des muscles du visage; pupilles petites, tremblotantes, ne bougeant pas sous l'impression du doigt; la pupille droite est plus large que la gauche; grande gêne dans les mouvements de l'œil, parole des plus tremblantes. — Les questions qu'on adresse au malade lui arrivent avec une extrême lenteur; il entend mal, finit cependant par répondre, et l'on voit que l'idée seule qui est restée chez lui en *substratum* est celle d'argent perdu. — Anesthésie assez prononcée de la sensibilité générale et partielle ; les sens spéciaux ont subi un commencement d'affaissement. — Pleurs tenant à un excès automatique de sensibilité et à l'hypersécrétion. — Les fonctions de la peau sont perverties et les jambes œdématiées. — Chaleur animale ordinaire ; pouls petit, dur, à 90. — Respiration rauque et haletante. — Incontinence d'urine ; état gâteux. — Pas de contractures, ni de mouvements convulsifs ; par instants, soubresauts tendineux. — Comme on le voit, B... était dans un état ataxo-adynamique très-grave et arrivé au dernier degré de la paralysie. — Comme toujours, les systèmes sensitif et moteur de relation s'éteignaient tandis que le système nerveux de la vie organique possédait encore une certaine action, plus superficielle toutefois que réelle. — Il était aisé de voir qu'une corrélation intime de décadence s'opérait entre la vie de relation et la vie organique.

Adynamie musculaire progressive des deux vies, et même ataxie ; altération de sensibilité spéciale, conséquence formelle.

Pour la vie organique, et en dehors de lésions autres facilement déterminables, on voit une altération extrême des mouvements de la digestion ; perturbation dans les sécrétions et l'absorption intestinales ; troubles de sécrétion des reins ; troubles de contractilité de la vessie et de l'urèthre. — L'état gâteux ne peut être que complet. — D'un autre côté, le sentiment de conservation et celui de l'habitude s'affaissaient puisque le malade ne semblait pas éprouver le besoin de manger et n'essayait pas de lui-même d'accomplir cet acte ; la vue des aliments, quels qu'ils pussent être, ne réveillait en lui aucune sensation.

La circulation n'était plus normale ; on entendait un bruit de souffle râpeux à la fin du premier temps empiétant sur le second ; les battements étaient tumultueux ; la face avait une teinte asphyxique ; les jambes subissaient un commencement d'œdème. — Huit jours après l'entrée du malade, et les phénomènes relatés s'aggravant de plus en plus, on fut obligé de faire garder le repos continu au lit. L'œdème des jambes augmentait.

Sans qu'aucun symptôme général ou local ait, la veille, rien révélé, on trouva, un matin, les deux pieds arrivés au dernier degré d'une gangrène humide. La face plantaire est plus atteinte que la face dorsale ; à celle-ci, cependant, la gangrène est au même degré et limitée par un sillon ulcéreux à bords découpés, d'un rouge noirâtre, au fond duquel est une sanie jaune verdâtre. — Les extrémités sont froides avec abolition de toute sensibilité. — Pouls très-rapide, petit, à 110 ; respiration haletante. — Il semble que, dans l'inspiration, les côtes sont mues par un mouvement de totalité et que les mouvements individuels sont considérablement affaiblis ; dépression xyphoïdienne dans l'inspiration ; diminution du murmure vésiculaire ; rhoncus humides à grosses bulles entremêlés de sifflements ; souffle tubaire à la base des deux poumons.

Pendant quinze jours, même état local et général, sauf une diminution de pouls qui flotte entre 80 et 90 ; pas de contractures, pas de mouvements convulsifs ou réflexes. — Le travail éliminateur de la gangrène est resté entièrement stationnaire.

Brusquement, apparition de congestion épileptiforme intense ; trismus ; mort en deux heures.

AUTOPSIE

24 heures après la mort.

Larynx. — Rougeurs très-grandes sans exsudations fibrino-albumineuses.

Poumons. — *Droit.* — Emphysème circonscrit à la base; gangrène dans plusieurs points; hépatisation rouge presque partout; bronchite énorme avec mucosités purulentes.

Gauche. — Hépatisation rouge dans presque toute l'étendue; gangrène dans plusieurs points, et spécialement en arrière, à la base; bronchite très-grande; exsudation albumino-fibrineuse très-épaisse autour des tuyaux bronchiques.

Cœur. — Un peu de dilatation dans la crosse de l'aorte; ossification d'un centimètre d'épaisseur suivant une ligne oblique de 4 centimètres à partir des valvules sygmoïdes. — Plaque cartilagineuse de la cloison de l'oreillette gauche entrant obliquement d'une largeur d'un centimètre environ dans la cavité de l'oreillette. — Rien à l'oreillette droite. — Dégénérescence graisseuse du cœur plus prononcée à droite qu'à gauche; il n'y a presque plus de paroi musculaire; les fibres tendent toutes à subir la dégénérescence; en coupant par tranches circulaires depuis la pointe jusqu'à la base, on voit une teinte jaune-verdâtre des parties musculaires non encore dégénérées; épaississement des colonnes charnues.

Foie. — Gangrène de toute la base; plaques gangréneuses au niveau de l'orifice de sortie de la veine-cave et sur les côtes, puis disséminées le long du bord postérieur du foie; plaques gangréneuses aux alentours de la veine-porte; dégénérescence graisseuse de toute la glande.

Capsules surrénales. — Dégénérescence graisseuse.

Reins. — Ramollissement avec tendance à la gangrène dans toute la substance corticale.

Vessie. — Diminution notable des parois.

Intestins. — Amincissement des parois.

Rate. — Considérablement ramollie.

Cerveau. — Infiltration gélatiniforme des membranes; sérosité intrà et sous-arachnoïdiennes. — Rien dans les circonvolutions et les lames cérébrales, si ce n'est un peu de sablé et du ramollissement à la couche inférieure de la substance corticale. — Ramollissement du plancher des ventricules; kyste séreux, gros comme une pomme d'api, dans le ventricule latéral gauche. — Infiltration de la toile choroïdienne et du plexus choroïde. — Ramollissement considérable de la voûte, de la couche optique; ramollissement central, presque général et envahissant les pédoncules cérébraux et cérébelleux. — Rien à la protubérance et au cervelet; ramollissement du quatrième ventricule, surtout au niveau du calamus.

Réflexions.

Le malade était arrivé au dernier degré de la paralysie générale : abolition des mouvements de la vie de relation ; anesthésie prononcée ; lésions de la vie organique caractérisées par des troubles des fonctions digestives et des altérations dans les phénomènes des sécrétions ; assimilation faite, pour la plupart, aux dépens de l'individu lui-même ; vie presqu'entièrement réduite à certaines actions dynamiques et chimiques de la respiration et de la circulation, bien qu'elles éprouvassent des lésions, ainsi qu'aux éléments d'assimilation qui s'y rattachent ; ataxie, destruction totale d'intelligence et de moral. — Ces divers états ayant lésé aussi gravement le principe de la vie, il ne fallait pas *s'étonner* de voir arriver une gangrène ; mais, comme pour notre observation précédente, elle a été galopante et, dans l'espace d'une nuit, *a parcouru toutes ses phases.* — Une action inflammatoire spéciale, se développant avec une surprenante vitesse, a été la seule cause de l'anéantissement de la vie organique et de la mort locale. Les changements profonds dans la composition des fluides et l'organisation des solides ont eu lieu directement par suite de l'état morbide du sujet.

Avec un état général aussi grave, un mois se passe sans qu'un peu de mieux se fasse sentir, et l'on ne peut s'empêcher de trouver là des actions vaso-motrices spéciales indéniables. — A la fin, la nature, à bout de résistance, cesse la lutte, et un effet morbide nerveux de nature particulière enraye tout pouvoir actif de l'organisme. — Que trouve-t-on à l'autopsie? De la gangrène dans les éléments de la vie organique ou une tendance à se faire dans les poumons, le foie, les reins, c'est-à-dire dans des points où l'élection de phénomènes dynamiques et chimiques est le mieux établi.

Il y avait aussi dégénérescence graisseuse établie en beaucoup d'endroits. — Ici, le cas est plus remarquable que dans notre première observation. — Au cœur, en coupant par tranches circulaires depuis la pointe jusqu'à la base, on voit une teinte verdâtre de fibres musculaires non encore dégénérées et qui laisse voir un travail pathologique se caractérisant par cette couleur avant que les fibres musculaires éprouvent la transformation graisseuse; l'envahissement graisseux a remplacé les principes normaux d'assimilation dans le fait de nutrition de l'organe et en occasionnant une résorption musculaire simultanée.

Quant au cerveau, la partie inférieure de la couche corticale était ramollie ainsi que le centre du cerveau; les méninges étaient infiltrées. Il y a évidemment un rapport de connexité.

Doit-on attacher une certaine importance au kyste séreux du ventricule gauche? C'est un postulatum; on a vu de ces kystes chez des individus jouissant parfaitement de leurs facultés, et on a vu le contraire. Peut-être font-ils subir, en raison de la place qu'ils tiennent et de la compression qu'ils doivent naturellement exercer, une impression nervosique; mais, laquelle? — Nous avons vu plusieurs fois de ces kystes chez les paralysés généraux; peut-on y voir une relation de cause à effet; c'est ce qu'il est difficile de dire d'emblée. — Pourrait-on parfois rattacher à l'histoire de ces kystes certains symptômes, et n'osons-nous pas le faire? Ce sont des questions fort complexes qu'il n'est pas aisé d'élucider, mais qu'il ne faut cependant pas négliger.

Finissons par une réflexion des plus importante dont on ne saurait trouver la clef définitive qu'en se reportant à un métamorphisme spécial physiologique des actions vaso-motrices de l'organisme entier. — Toutes les lésions, et en particulier, celles du cœur, donneraient lieu chez un individu ordinaire à un cortége effrayant de symptômes. — Chez le paralysé général, les rôles d'intercurrence maladive n'entrent pas classiquement en scène; il semble que la paralysie générale veuille que tout lui soit réservé; c'est à sa philosophie seule que l'organisme devra d'être conduit au dernier marasme.

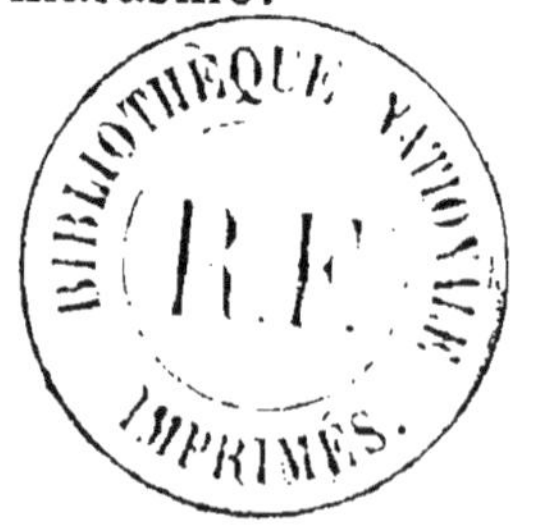

OBSERVATION III.

P..., cordonnier, entre à l'Asile de.... — D'après les renseignements donnés, il n'a jamais fait preuve d'intelligence. Il a toujours été le bouffon des autres ; il n'a jamais eu aucune fermeté de caractère, et sa femme était obligée de tenir les rênes du ménage. — Il est d'un tempérament sanguin, gros, à forte encolure ; la tête est petite, le front bas et fuyant. — Il n'a jamais eu de mauvaises habitudes, ni de passions bien accusées. Son travail était assez bon et soutenu ; sa conduite est exempte de reproches. Son existence fut assez heureuse chez ses parents qui l'aimaient et qui jouissaient d'une certaine aisance. — Un de ses oncles est mort fou. — L'état mental daterait de deux ans au moins. Sa femme remarquait continuellement chez lui de l'excentricité d'idées et d'actes.

L'incertitude et le tremblotement de la parole, l'air hagard de la physionomie, une démarche lourde et chancelante ne laissent aucun doute sur la paralysie générale confirmée.

On ne remarque chez lui aucune idée ambitieuse. Il est atteint de délire lypémaniaque avec grande agitation sans rien de malfaisant. — Un mois après son entrée, il devient gâteux et d'une excessive malpropreté.

On le place bientôt à l'infirmerie pour une plaie contuse du coude qui, dans l'espace de trois jours, était devenue rapidement ulcéreuse et avait amené une presque dénudation de l'olécrâne, ainsi que pour un anthrax très-vaste occupant la région occipitale, la partie postérieure du cou et un peu de la partie supérieure du dos. Cet anthrax était de très-mauvaise nature et s'étendait profondément. — Nous ne pûmes nous empêcher d'y voir un caractère spécial dû aux désordres de la paralysie générale. — Cependant, et contrairement à nos prévisions, les deux plaies se guérirent; cela nous surprit fort, eu égard à l'avancement de la paralysie générale. Mais, peu après, on remarqua une inflammation érysipélateuse s'étendant de la partie supérieure du sacrum jusqu'au niveau des trochanters; le sillon des fesses était le plus atteint; pouls ordinaire; aucuns symptômes généraux. — Dans l'espace d'une nuit, une eschare noire et profilée allait à gauche de la deuxième vertèbre sacrée jusqu'en dehors de la pointe du coccyx et rejoignait dans le sillon des fesses une autre eschare beaucoup moins large, mais plus profonde. La première n'avait pas moins de 12 centimètres de long sur 5 de large; la deuxième, 3 centimètres sur 2. — Pas de douleurs; anesthésie. — La langue est blanche, étalée, un peu sèche. — Peau rugueuse; chaleur animale diminuée; pouls encore assez plein, à 75. — Abolition des sens spéciaux; perte complète de réceptivité; pas de contractures; quelques soubresauts tendineux; somnolence continue.

Les jours suivants, les plaies n'ont pas gagné en étendue. — L'état général est le même. — On remarque pourtant un commencement de paralysie des muscles du pharynx; la déglutition s'opère à peine.

De suite, plaque gangréneuse au scrotum, à la verge, aux genoux et aux épaules.

Verge gangrénée dans la moitié de sa longueur vers son extrémité libre.

Pour la première fois, le pouls est fréquent, filiforme, presque insaisissable. — Peau chaude et sèche. — La déglutition ne se fait plus. — Le malade a présenté, pendant tout le temps, à l'auscultation, des râles crépitants et quelques râles sonores.

MORT de *marasme*.

AUTOPSIE.

Cerveau peu volumineux. — Congestion des méninges adhérentes à la surface corticale ramollie, surtout à la base de l'hémisphère droit. — Ramollissement assez prononcé des centres, et toujours dans les points indiqués dans les précédentes observations. — Adhérences anciennes des plèvres ; poumons fortement engoués ; cœur volumineux ; foie gorgé de sang noir très-épais. — Estomac et intestins grêles amincis.

RÉFLEXIONS.

C'est toujours, comme on le voit, au moment où s'affaissent de plus en plus les fonctions de relation et végétatives que se dessinent des phénomènes d'incidence pathologique dans une multiplicité de points de l'organisme qui offrent un caractère *sui generis* accusant de plus en plus un épuisement de tous les systèmes et dont la traduction définitive est la *mort*.

Lorsque se présentèrent l'excoriation gangréneuse du coude et l'anthrax de mauvaise nature dont nous avons parlé, nous y vîmes une raison toute spéciale à la recherche de laquelle *l'influence vaso-motrice générale* ne devait pas rester étrangère. — Il y eut guérison, ce qui est *très-bizarre*; mais, d'autres gangrènes survenant, il devint parfaitement visible que la guérison n'avait été qu'un effort bientôt étouffé d'un organisme prêt à s'éteindre. — Ici, comme précédemment, développement des plus rapide de la gangrène atteignant au plus vite sa dernière phase locale, et le tout sans symptômes généraux d'accompagnement. — A cause du degré avancé de la paralysie générale, l'esprit ne doit éprouver aucune surprise. — La veille, un érysipèle s'était montré, mais sans que rien pût faire croire à l'envahissement immédiat de la gangrène. — Pendant vingt jours, malgré les dégâts énormes de la plaie, malgré le dernier terme de la paralysie progressive la vie semble résister; mais, elle est arrivée à sa limite de force. — Peu d'heures seulement avant la mort quelques phénomènes généraux apparurent; mais c'est à l'état morbide primordial dont les effets s'étaient fait simultanément et progressivement sentir partout que fut réservé le droit de mener à lui seul l'organisme au dernier degré de marasme qui devait interrompre son action. — En un mot, la paralysie générale veut finir tout par elle-même.

En voyant les désordres produits dans tout l'être,

on est forcément amené à penser qu'il faut de bien grandes perturbations, et des perturbations d'un genre particulier, pour amener de tels troubles.

Si la folie est une perversion de l'électro-dynamisme vital qui entraîne fatalement des lésions nerveuses à la suite desquelles des anomalies de nature diverse s'offrent dans la circulation et la nutrition cérébrale et de divers points de l'organisme, la paralysie générale est, pour nous, une conclusion plus frappante encore de cette idée parce que l'être entier est saisi dans toutes les circulations et ses qualités propres d'assimilation ; il est saisi de suite sans que jamais il y ait rétrogression et, peu à peu, concurremment, toutes les actions physiologiques normales de relation et de végétation sont transformées. — La *mort est là* par dégradation insensible et simultanée de toutes les particules de la vie.

La Paralysie générale — nous n'hésitons pas à le dire — est fort probablement une des premières, parmi toutes les maladies inscrites aux traités de pathologie, qui brise le plus la nature intime des liquides et des tissus de l'organisme, sans excepter aucune fonction, et qui, sans jamais pouvoir être entravée, cause insensiblement, dans un temps relativement court, la léthalité de tous les phénomènes hygides.

De tels faits ne pourront, à notre sens, jamais s'expliquer seulement par les divers états hypérémiques de l'encéphale.

L'ensemble vaso-moteur, dont l'initium serait au sympathique, nous paraît devoir uniquement donner la clef du mystère pathologique étudié depuis si longtemps.

Dans les résultats succints de l'autopsie du sujet de notre observation il nous paraît tangible que les états du poumon, du foie, de l'estomac, des intestins doivent entrer, pour ce qui les concerne spécialement, en même ligne de compte que l'état du cerveau, si on veut relier tous les éléments de l'être avec lui-même et ne pas se borner à des localisations qui depuis longtemps nous paraissent beaucoup gêner la philosophie médicale.

OBSERVATION IV.

J. F., professeur de dessin, vingt-neuf ans, fut envoyé de Bicêtre à l'Asile. — Le malade est noté comme atteint de manie chronique avec paralysie générale. — Il a le délire des grandeurs. — Au moment de l'entrée, rire fréquent et non motivé; air de satisfaction; embarras de la parole; marche titubante, pas d'état gâteux.

On constate la même situation pendant six mois. — Alors, la démence complète et l'état gâteux se sont affirmés; l'œdème des extrémités inférieures et un affaiblissement notable de l'organisme montrent que la paralysie générale a atteint son pénultième effet.

La décadence s'accentue de plus en plus. — L... n'a plus la moindre conscience de rien ; automatisme complet. — Si on lui parle, la pensée qu'on cherche à faire arriver à son cerveau ne se produit pas, et le malade regarde d'un œil terne et hébété ; il ne reste plus dans l'intelligence un léger substratum. — Il faut le faire manger, et la conscience même de savoir remplir l'acte de la déglutition n'existe pas ; les muscles pharyngiens ont subi la paralysie ; on remplit la bouche d'aliments et ce n'est qu'alors que ceux-ci venant à s'engouffrer dans le pharynx sollicitent une excitation mécanique de ses muscles ; le passage se fait pour la majeure partie par une force de *vis a tergo*. — L... ne peut plus se tenir debout ; aucune réaction dans les muscles de la vie de relation ; plus de mouvements réflexes acquis ou provoquées ; abolition de la sensibilité tactile ; analgésie assez avancée ; obtusion des sens spéciaux. — Incontinence des urines et des fèces ; — tremblement général fibrillaire ; — abolition des mouvements de dilatation et de contraction des pupilles ; contractures partielles des bras, des jambes et du tronc.

Les parties inférieures s'infiltrent insensiblement et, principalement, l'œdème des jambes se produit d'une façon intense. — On porte le malade à l'infirmerie.

Bientôt après, une large gangrène se développe rapidement au niveau de la malléole externe gauche ; elle devient une large eschare entourée d'une auréole livide ; la même chose a lieu au niveau du trochanter gauche qui, en deux jours, est mis à nu dans toute sa hauteur et sa largeur ; les téguments se parsèment de plus en plus de plaques et de sillons bleuâtres, de lignes d'un rouge livide ; gencives noirâtres ; perversion complète des fonctions de la peau. — Abolition des sens spéciaux ; pas de mouvements épileptiformes ou convulsifs quelconques ; adynamie générale. — Pouls légèrement intermittent, petit, flottant entre

80. et 90. Rien de trop spécial du côté des poumons; bruit de souffle râpeux à la fin du second temps empiétant sur le premier. — Le malade prend végétativement tous les aliments qu'on lui ingurgite sans que l'estomac les refuse. — Diarrhée continue et incoercible. — Le malade ne prononce plus un mot et sa bouche ne s'ouvre que lorsqu'on y fait entrer, sans même qu'il en ait l'instinctive conscience, la cuiller qui contient les aliments; au moment du manger, on remarque qu'il n'essaie pas de faire le plus petit mouvement pour changer la position souvent très-incommode qu'il occupe, et sa figure ne révèle aucune expression. — La démence paralytique est arrivée à son summum; le néant le plus absolu existe dans les attributs intellectuels et moraux; la vie est essentiellement végétative, et encore ne tient plus qu'à un souffle.

Trois mois après l'apparition des phénomènes locaux que nous avons signalés, phénomènes dont la marche a été stationnaire, on voit se développer une gangrène de la verge et du testicule qui, du jour au lendemain, arrive au dernier dégré.

Emaciation de plus en plus prononcée. — Matité de toute la poitrine, plus spécialement en arrière, en haut et à droite; expansion pulmonaire des plus faible; murmure vésiculaire très-obscur; souffle tubaire à droite dans presque toute l'étendue.

L'épuisement arrive au comble. — Tous les téguments sont d'un pâle bleuâtre; un bistre noir entoure les yeux encavés; la respiration se fait à peine; la chaleur animale est presque éteinte; les aliments ne passent plus au pharynx. — Le malade meurt insensiblement, et la mort ne peut que s'attribuer au marasme indéfini de toutes les fonctions de l'organisme prises une à une.

Autopsie.

Enorme épanchement de sérosité sous la dure-mère ; infiltration gélatiniforme ; larges plaques blanchâtres de l'arachnoïde épaissie ; pie-mère tomenteuse. — Cerveau petit, allongé, remplissant incomplétement la boite crânienne.

Substance grise des circonvolutions ramollie, surtout au lobe antérieur de l'hémisphère gauche où elle se réduisait facilement en bouillie.

Substance blanche des hémisphères d'une consistance normale ; corps calleux ramolli au niveau des ventricules latéraux, ainsi que la voute à trois piliers qui se déchirait à la moindre traction ; corps strié, couches optiques, ramollies à leur surface, un peu plus dans le ventricule gauche. — Sérosité assez abondante dans les ventricules. Cervelet considérablement ramolli dans la substance grise et ses attaches au cerveau. — Engouement des deux poumons, surtout en arrière ; hépatisation très-avancée du poumon droit ; adhérence intime des plèvres, surtout au diaphragme. — Caillots stratifiés dans les cavités du cœur et l'artère pulmonaire. — Hypertrophie concentrique avec dégénérescence graisseuse des ventricules avec un peu d'épaississement de même nature de la cloison. — Foie offrant une dégénérescence graisseuse très-avancée. — De même pour la rate et les reins.

RÉFLEXIONS.

Nous voyons ici les lésions intellectuelles et morales arriver très-concurremment avec les lésions physiques au dernier néant.

A une période déjà avancée de la maladie, les jambes étaient un peu enflées ; à ce moment, l'état du cœur montrait qu'avec le défaut d'innervation l'activité circulatoire diminuait.

La teinte vergetée de la peau, les sillons bleuâtres qui la parcouraient ont dû donner la pensée que le manque d'action dans la circulation pouvait avoir pour cause des empêchements mécaniques dans le cœur ou les gros vaisseaux. — La chaleur animale était plus faible aux extrémités. Il y avait déjà une disposition gangréneuse évidente pour nous avant même que le malade fût complètement alité.

Chez un individu ordinaire où une gangrène paraîtrait imminente, elle se développerait selon les rigueurs d'usage et, très-souvent, la nature, dans sa lutte, remporterait l'avantage dans un temps qui ne devrait jamais être long. — Les choses ne se passent pas ainsi dans la Paralysie générale.

L'œdème des jambes, observé depuis longtemps

chez le malade, tenait à plusieurs causes multiples. Nous avons vu, à l'autopsie, des caillots stratifiés au cœur et dans les gros vaisseaux, de l'hypertrophie. Il est probablement certain que quelques concrétions cruoriques ou fibrineuses, entraînées par le courant sanguin, sont venues gêner la circulation et, en ralentissant l'activité du cours veineux, déterminer une exsudation exosmotique dans le tissu cellulaire. — L'état des parties centrales du système circulatoire diminuait nécessairement l'impulsion du mouvement systolique et la tension des vaisseaux artériels et veineux. L'affaiblissement dans l'impulsion du cœur et la tension des vaisseaux, deux phénomènes intimement liés ensemble, trouvaient encore leur cause dans l'inactivité que l'appareil sanguin puise dans *le défaut de vitalité* dû à la paralysie générale et dont le point de départ, quoi qu'on puisse objecter aujourd'hui, n'existe que dans une imperfection généralisée de la *physiologie vaso-motrice.*

Tout est suffisant pour expliquer l'œdème, son développement et une gangrène consécutive, et une gangrène de nature spéciale tenant aux sidérations diverses d'innervation.

Ici, en raison de la longueur du temps depuis le commencement de l'œdème jusqu'à l'apparition de la gangrène, on peut voir que, dans la paralysie générale, l'anéantissement de la *force circulatoire* arrive graduellement, comme il en est, du reste, et c'est une conséquence, de toutes les fonctions de l'organisme sans que les malades semblent s'en apercevoir, et sans l'accompagnement des graves symptômes qu'on remarque chez les individus non paralysés atteints des maladies du cœur ou des gros vaisseaux. — Nous voyons sans cesse chez les paralysés généraux diverses formes d'hypertrophie, des concrétions cruoriques, fibrineuses, osseuses, se développer dans le cœur et les gros troncs sans que les malades semblent ressentir de la gêne de la circulation.

Sans doute, s'il y avait en même temps dilatation proportionnelle de toutes les cavités, le fait pourrait jusqu'à un certain point se comprendre. On ne peut l'attribuer qu'au calme imprimé au cœur par une influence de *sidération spéciale vaso-motrice* dont la paralysie générale donne un exemple des plus frappants et qui fait que les individus sont totalement étrangers aux troubles que déterminent chez eux les maladies intercurrentes. — L'oblitération par déplacement de concrétions a pu favoriser l'œdème dont le développement se fait de plus en plus sentir sur l'apparition de la gangrène ; mais, la grande cause principale énoncée plus haut reste toujours comme *primum movens*. C'est d'autant plus vrai que, les paralysés généraux conservant jusqu'à la fin un très-grand embonpoint, on comprendra que, ce dernier exigeant nécessairement pour la vie plus de matériaux de nutrition et en recevant moins par suite du trouble des appareils vaso-moteurs, les formations de gangrène sont puissamment aidées.

OBSERVATION V.

Le nommé X..., 22 ans, entre à l'Asile de...... — Le certificat du médecin qui a conclu à l'entrée conclut que « X... *est « atteint d'une maladie organique du cerveau, vraisembla- « blement* un ramollissement; *d'où il résulte une altération « des facultés mentales.* »

On peut de suite, sans aucune hésitation, constater que le malade est atteint de paralysie générale. La parole est tremblotante et embarrassée, la démarche incertaine et chancelante. L'abus des boissons serait la cause de l'affection. L'hérédité paraît étrangère; mais, par une coïncidence bizarre, la femme du sieur X... entrée à l'Asile peu de temps avant son mari est atteinte, comme lui, de paralysie générale.

La maladie progressive très-vite. — Six mois après l'admission, — X... présente un anéantissement de toutes les facultés. — La vie est entièrement végétative. — X... marche très-difficilement; il porte avec peine les mains à la bouche. On lui sert son manger; il n'a même pas l'instinct de savoir qu'il faut le prendre. — On lui met la cuiller à la main; ce n'est que lentement, et en tremblotant beaucoup qu'il la porte à la bouche; puis, il s'arrête, et l'on est enfin forcé de lui entonner les aliments. — La figure est stupide, l'œil terne et fixe avec les paupières tremblantes; la peau a une légère teinte violacée et est vergetée par endroits. — Le malade ne gâte pas encore et ne présente rien de spécialement anormal du côté de la miction ; toutefois on constate *du sucre dans les urines* (1). — Il y a des intermittences du pouls. Le cœur présente un bruit de souffle râpeux à la fin du second temps ; diminution de la chaleur animale ; les fonctions de la peau sont imparfaites et offrent une sécrétion huileuse ; avec cela, le larmoiement continu et le bavement montrent qu'il y a du trouble dans les phénomènes dynamiques des sécrétions. — Pas de contractures, pas de soubresauts tendineux ni de convulsions épileptiformes, rien de tétanique ou de clonique.

Rapidement et, à peine un mois après les faits relatés, le malade ne peut plus du tout se soutenir, gâte *in utraque facultate*. La peau est couverte de plaques vergetées et de sillons bleuâtres qui doivent faire penser que, dans un temps rapproché, une gangrène va survenir.

Définitivement, X.... ne peut plus quitter le lit. — La décadence de la paralysie générale est arrivée à son ultime degré. — On est forcé de faire manger le malade, ou plutôt de lui enfourner les aliments. — Les muscles du pharynx commencent à avoir perdu leur ressort. — La figure est hébétée ; les yeux sont ternes, les pupilles dilatées ; tendance exophtalmique. — Analgésie et perte presque absolue de la sensibilité tactile. — Difficulté très-grande de l'expansion pulmonaire avec affaiblissement du murmure vésiculaire ; crépitations en arrière, souffle en haut et à droite ; souffle râpeux du cœur à la fin du second temps.

Développement galopant d'une large gangrène à la région trochantérienne droite ; en peu de jours, dénudation du grand trochanter dans toute son étendue. — Une autre gangrène considérable apparaît bientôt à gauche et marche encore plus vite

1. Nous avons, les premiers, constaté le fait dans la Paralysie générale.

que la première ; puis, la jambe gauche se gangrène dans son tiers supérieur et externe et laisse voir le tibia dénudé ; la région malléolaire gauche se prend également ainsi que les calcanéums dont le gauche est découvert dans presque toute la face interne ; des eschares assez larges se forment également à la face interne des genoux.

Toutes ces plaies se forment dans l'espace de quatre à cinq jours et arrivent de suite au dernier degré.

Le malade s'émacie ; l'atrophie musculaire est considérable. — Il mange encore ce qu'on lui ingurgite ; mais, les aliments ne passent plus au pharynx que par une sorte de mouvement entièrement mécanique des muscles, et quand la bouche est pleine de nourriture ; il y a *vis a tergo*. — Diarrhée incoercible ; pouls petit, à 70. — L'état inflammatoire des poumons s'accroît ; la chaleur animale diminue ; tous les téguments ont une teinte asphyxique.

Un travail éliminateur s'est établi rapidement autour des eschares ; mais, il cesse brusquement. — La plaie gangréneuse de la région trochantérienne gauche gagne encore en profondeur ; bientôt, on ne peut plus la suivre. — L'odeur des plaies est très-fade, mais n'a pas l'odeur fétide de la gangrène ordinaire. — Le malade reste dans le triste état que nous relatons pendant trois mois, *chose bien étrange* ; l'épuisement est énorme, et enfin la vie cède avec le dernier degré du marasme.

AUTOPSIE.

Épanchement séreux abondant entre les deux feuillets de l'arachnoïde. — Ramollissement de la partie inférieure de la substance grise. — Consistance de la substance blanche des hémisphères cérébraux plus grande que d'habitude. — Ramollissement général des centres ; la voute à trois piliers s'en va en bouillie ; épanchement séreux dans les ventricules ; kyste gros comme un haricot du plexus choroïde dans le ventricule latéral gauche ; épaississement de la membrane des ventricules ; état gélatiniforme du plexus choroïde et de la toile choroïdienne ; un peu de ramollissement de la partie antérieure de la couche optique dans le ventricule latéral gauche.

Adhérences des plèvres. — Poumons fortement engoués. — Un peu d'hypertrophie concentrique du ventricule droit ; caillots cruoriques et stratifiés de l'artère pulmonaire. — Insuffisance aortique ; concrétion à droite au niveau de la dernière valvule sigmoïde et remontant d'un centimètre dans l'aorte.

Dégénérescence graisseuse de tout le foie.

De même, pour la rate, les capsules surrénales et les reins, surtout dans la substance tubuleuse.

Ulcérations noirâres et multiples de la muqueuse vésicale.

Atrophie avec dégénérescence graisseuse musculaire considérable.

Grands trochanters découverts dans toute leur étendue au fond d'une plaie gangréneuse occupant le tiers supérieur et externe de la cuisse, et infitrés de pus.

Arthrite suppurée de l'articulation coxo-fémorale gauche ; il n'y a presque plus de cartilage à la tête du fémur infiltré d'une sérosité noirâtre et où les cellules spongieuses sont considérablement ramollies et raréfiées.

Région sacrée n'offrant plus qu'une large surface gangrenée ; les tissus fibreux ligamentaires sont respectés.

Le tibia gauche est dénudé dans son tiers supérieur et interne, très-blanc et très-poli parce que depuis longtemps, il est dépourvu de périoste.

La malléole externe droite est dénudée et gangrenée.

Réflexions.

Il serait difficile de trouver une observation qui puisse plus complétement démontrer les troubles de nutrition. — Les perversions symptomatiques qui s'établissent pendant la vie sont corroborées par les résultats nécropsiques, et, de plus en plus, nous voyons qu'on ne peut attribuer la paralysie générale à la simple action inflammatoire désignée classiquement sous le nom de *meningo-encephalite chronique ou diffuse.* — Tous les auteurs sont bien en mal, du reste, puisque, faisant de la Paralysie générale une maladie d'inflammation, ils débutent dans leurs descriptions par établir *l'élément congestif.*

Si tout se relie dans l'organisme, et si, à un moment donné, le cerveau malade donne des actions de physiologie anormale qu'on ne peut contester, il n'est pas moins vrai que, pour la maladie qui nous occupe, toute l'économie est plus ou moins prise dans chacune de ses parties dès le début, que la dénutrition du corps entier s'opère passivement peu à peu et que le centre vaso-moteur du sympathique, premier pour nous au cas présent, est seul capable d'expliquer toutes les déformations, décompositions des plus petites parcelles de l'être prises à n'importe quel point.

Pour le malade de l'observation, nous disons, sans nous occuper de l'état mental dont la dissolution ne peut souffrir d'être discutée, que les phénomènes organiques présentent dans leur développement et leur marche morbide le même caractère anormal et bizarre que dans les cas précédemment cités. — Ici, même, les conditions spéciales *sui generis* sont encore plus accentuées et viennent davantage confirmer pour nous la réflexion que nous faisons plus haut en établissant avant tout que la paralysie générale est une maladie de nutrition et en la rapportant de prime-saut aux lésions du sympathique dont les retentissements s'exercent ensuite sur tout le système nerveux en constituant un cercle pathologique dont tous les effets finissent par se corroborer mutuellement, mais avec des caractères symptomatiques essentiellement tranchés, tous propres à la maladie et aboutissant fatalement à la mort.

On a vu que, si le malade était avancé lors de son entrée à l'asile, l'affection marcha depuis avec une très-grande rapidité. — La teinte rouge violacée des téguments, le souffre râpeux du cœur nous attestaient des entraves dans la circulation, de la diminution d'hématose aux capillaires, et une disposition gangréneuse.

En un temps très-court, de larges gangrènes se développent sur plusieurs points. — Comme toujours, un travail éliminateur cherche à s'établir, mais il n'avance ni ne recule. — Il semblerait qu'il devrait s'offrir de la résorption putride, et cependant rien n'a lieu. — L'eschare au sacrum ne reconnaît sa cause, comme les gangrènes des autres points du corps, que dans les effets de la dénutrition générale ; il est évident toutefois qu'elle reconnaît comme adjuvant le décubitus dorsal ; mais, ce n'est que très-secondaire. — Large, profonde, elle pouvait, par sa longue durée, faire craindre une ouverture de la cavité de l'arachnoïde ; on sait, en effet, que l'échancrure qui termine le canal sacré est formée par le ligament sacro-coccygien qui seul sépare l'arachnoïde des parties putréfiées ; la nécrose ou un pertuis de ce ligament entraînerait un transport d'éléments putrides dans le canal vertébral. Les faits de ce genre sont rares, il est vrai, et, avec ceux de Blandin et Lisfranc, Velpeau en cite peu dans son anatomie chirurgicale.

Chez notre malade et, soit dit en passant, on ne saurait, de toutes façons, trop comprendre comment il se fait qu'une gangrène si énorme de la région sacrée n'ait pas fini par amener de graves désordres dans le canal sacré et une infection putride consécutive. On ne peut l'expliquer, anatomiquement d'abord, que par la conservation du ligament sacro-coccygien et, certainement par la nature spéciale de la gangrène qui, une fois bien formée, s'arrête dans sa marche.

De plus en plus on voit que la maladie de dénutrition s'étend jusqu'aux éléments morbides de décomposition qui ne trouvent plus les satisfactions nécessaires pour leur route infectante. — La sidération toute particulière vaso-motrice entrave les influences pathologiques classiques, du moins dans les cas que nous présentons.

Dans ces profondes eschares au sacrum, les nerfs fournis par les branches postérieures des paires sacrées sont nécessairement atteints, soit en totalité soit dans leur nevrilème; nous y avons constaté de l'épaississement connectif et des granules graisseux se développant par traînées. — L'état de la paralysie générale permet de juger de suite, par actions sympathiques communiquant au reste du système nerveux, les actions morbides secondaires qui peuvent résulter.

L'odeur des plaies gangréneuses était très-fade; mais, elle n'avait pas la fétidité des gangrènes ordinaires.

A l'autopsie, on trouve de la gangrène des os, une arthrite suppurée. — Ces désordres, pas plus que les autres, n'ont empêché la paralysie générale de suivre sa marche jusqu'à ce que le dernier dégré de marasme soit épuisé.

De pareilles lésions, chez un individu ordinaire, auraient infailliblement amené la mort avec une grande rapidité, et la gangrène, *même intérieure*, peut persister, relativement longtemps, sans devenir une cause finale de mort.

L'état passif congestionnaire général, les caillots cruoriques et stratifiés dans les gros vaisseaux et le transport de concrétions aux capillaires, l'épaississement des orifices et l'hypertrophie du cœur ont pu accélérer la fin, mais n'ont pas empêché la paralysie générale d'arriver petit à petit à son ultime degré en attendant *qu'elle ait ruiné* presqu'en même temps tous les particules de l'être.

Les ulcérations noirâtres de la muqueuse vésicale montrent que la vie organique n'est pas plus exempte de la gangrène que la vie de relation. — On doit remarquer qu'elles n'ont offert aucun de ces graves symptômes qui devraient les accompagner.

Nous trouvons, comme dans les autres observations, une dégénérescence graisseuse dans des organes où, comme le foie et la rate, la circulation est plus active, et une tendance à se généraliser.

Il est élémentaire, pour nous, de dire qu'on la retrouve dans toute fibre musculaire, celles surtout de l'intérieur du corps.

Cette dégénérescence, pourvu qu'on ait légèrement

l'habitude, est visible au premier examen nécropsique ; nous laissons évidemment de côté les finesses histologiques que nous reprendrons bientôt.

A proprement parler ce ne serait pas une dégénérescence ; on aurait plutôt affaire à une substitution d'éléments homœomorphes (*tissu adipeux*) aux éléments normaux ; ce ne serait pas une production accidentelle ; ce serait un remplacement par la graisse des parties intégrantes d'un tissu qui se résorbe sans être suppléé par des molécules équivalentes.

Nous n'insisterons pas davantage sur cette production de physiologie anormale. — Nous pensons néanmoins qu'elle est favorisée par le défaut hygide qui donne de l'inactivité aux organes.

Une autre cause de production tiendrait à sa nature peu animalisée qui, comme l'a justement fait remarquer Meckel, favoriserait un envahissement substitutif dans des tissus atrophiés ou chez lesquels les mouvements de recomposition moléculaire ne sont plus en rapport avec ceux de décomposition.

Maintenant, nous entrons dans nos conclusions dernières que tout notre travail n'a que trop fait sentir ; mais, pour les affirmer il est nécessaire d'avoir des observations histologiques distinctes qui s'ajoutent à la clinique.

Nous avons essayé, dans les faits précédents, de faire un choix propre à éveiller l'attention sur une maladie spéciale mal rapportée jusqu'à présent, selon nous, à sa véritable origine.

Nous avons cru prendre les éléments les plus tangibles pour faire entrevoir les effets de morbidité vaso-motrice. — Il est facile d'apprécier que, si nous nous sommes davantage appuyés sur des points très-spéciaux, nous n'avons point négligé pour cela l'état général ; nous avons, au contraire, par des indications formelles auxquelles un caractère saillant est donné, tenté d'unir toutes les relations pathologiques du corps dans une maladie très-nettement établie, pour nous, de dénutrition.

Si nous ne nous sommes arrêtés, jusqu'ici, qu'à la paralysie générale, c'est que cette affection nous avait tout particulièrement frappés et que les explications des auteurs ne pouvaient nous satisfaire.

Nos opinions sont maintenant très-arrêtées.

Qu'évidemment on nous permette de dire que jamais personne n'a songé à la pathologie du grand sympathique. — Son importance, cependant, ne saurait échapper aux esprits éclairés ; nous essayons de la commencer.

Nous n'ignorons point qu'une révolution médicale très-grande peut en ressortir.

Pour nous, le premier jalon est posé ; la controverse existera certainement ; mais, de la discussion naît la vérité. Cette vérité, nous pensons l'avoir trouvée, et nous sommes convaincus que des travaux très-supérieurs à celui que nous présentons aujourd'hui et englobant d'autres ordres d'idées viendront confirmer nos premières conceptions et les résultats de nos recherches.

OBSERVATION I.

Le nommé X.... entre à l'Asile de.... atteint de lypémanie chronique avec idées de persécution. — Cet homme a fait des excès qui ont amené primitivement des accidents digestifs de diverse forme. En même temps, ses forces diminuaient; son caractère se modifiait, et peu-à-peu le délire s'accusa. Les prédominances de persécution n'ont été constatées qu'un an après l'entrée, et il a insensiblement montré de la torpeur alternant avec des excitations générales indéterminées. Cet état a duré *pendant* 10 *ans*, et l'on a pu remarquer chez X..., à intervalles variables et croissant d'une façon progressive des inappétences, disparition du goût, troubles diarrhéiques, adynamie, difficulté de s'exprimer. — Tout d'un coup, sans phénomènes précessifs devant attirer l'attention, il est pris d'une violente congestion qui laisse apparaître à sa suite du délire ambitieux, exagération de la sensibilité affective, perversion de la sensibilité cutanée, tremblements fibrillaires, vultuosité de la face, tremblottement de la langue, incoordination de la parole, inégalité pupillaire, difficulté de station debout et troubles locomoteurs généraux, tous les signes enfin d'une paralysie générale bien accentuée. — La maladie suit une marche galopante. — X... devient rapidement impotent, gâteux, et n'offre plus rien d'intellectuel et de normal. Il meurt subitement après congestions épileptiformes répétées.

Dans ce cas, on aperçoit dès le début une simultanéité symptomatique remarquable ensuite par la lenteur de sa marche et un caractère trompeur qui ne permettait pas le diagnostic assuré de l'affection. La maladie a été sourde, insidieuse, *ce qui existe, du reste, toujours dans les préliminaires de la paralysie générale*, puisque ce ne fut qu'au bout de 10 ans, *chose incroyable*, que les grands phénomènes de l'affection s'établirent d'une façon des plus formelle, et en marchant avec une rapidité d'autant plus grande qu'ils s'étaient fait plus longtemps attendre.

Nous appuierons cette dernière considération en répétant ce que nous avons dit depuis longtemps.

« La paralysie générale ne perd jamais ses droits.
« Lente à se développer, elle marche avec rapidité,
« présentant des intermittences simulant parfois une
« guérison ; elle reprend ensuite son cours avec une
« violence d'autant plus grande qu'elle a été retardée
« dans sa marche. »

A l'autopsie, on trouve les sinus de la dure-mère gorgés de sang ; plaques nombreuses d'exsudat ; sérosité citrine intra et sous-arachnoïdienne ; membranes fortement congestionnées. — Le cerveau est congestionné sous tous ses points.

A l'œil nu, on ne trouve rien dans la protubérance, rien dans le cervelet, rien dans le bulbe

A la surface, pas de pseudo-membranes.

A la coupe du lobe cérébral droit, on trouve un caillot dans le troisième ventricule qui en a refoulé les parois et qui s'est creusé une cavité aux dépens de la partie supérieure ; ce caillot a le volume d'un gros œuf de poule ;

il est très-coloré et paraît, à l'œil nu, de date récente; le tissu ambiant est un peu en détritus. — A la coupe du lobe gauche, on trouve dans la partie frontale une petite poche du volume d'une noix remplie d'une sérosité un peu roussâtre et tapissée d'une membrane tachée de brun; tout autour, dans une épaisseur de deux centimètres, le tissu présente un ramollissement jaune des plus accentué.

Examen microscopique.

Vaisseaux. — Ils n'offrent nulle part les véritables caractères de la sclérose. — Si, autour de quelques unes, on trouve un léger degré de prolifération du tissu cellulaire, il est incontestable que jamais cette production n'a pour résultat, non-seulement *d'effacer*, mais de *diminuer* le calibre des capillaires. — En revanche, la plus grande partie des vaisseaux de l'encéphale ont leur parois parsemées de granulations graisseuses, pigmentaires ou hématiques. Il en est ainsi de presque tous les vaisseaux de la substance corticale des lobes cérébraux. On n'en rencontre de sains que dans quelques points de la partie postérieure; mais, c'est surtout dans les lobes frontaux que la dégénérescence vasculaire est plus générale; là, elle porte non-seulement sur les capillaires de la substance grise, mais encore sur ceux de la substance blanche; de plus, il en est qui sont entourés comme d'un véritable manchon de granulations graisseuses. Les vaisseaux sont parfaitement intacts sur tous les points de la protubérance et dans la plus grande partie du cervelet; mais, dans quelques points de cet organe où elle existe, la dégénérescence se montre à un très-haut degré. Dans la substance grise qui entre dans la composition du troisième ventricule, la dégénérescence des vaisseaux ne forme que des ilots éloignés les uns des autres.

Cellules. — Dans la substance corticale des lobes cérébraux, la plupart des cellules sont remplies de granulations graisseuses, ce qui fait qu'elles se dessinent parfaitement à l'œil sans le concours d'aucun réactif. — L'envahissement de la dégénérescence n'est pas générale; il s'est fait par départements qui sont séparés par des parties saines; mais on peut dire que la somme des cellules dégénérées l'emporte sur celles qui sont restées normales. — C'est dans le lobe frontal que cette altération est portée au plus haut degré, c'est-à-dire dans la partie où la dégénérescence des vaisseaux est aussi plus intense. — Toutefois, on ne peut pas dire que l'altération de ces deux ordres d'éléments anatomiques marche forcément de front, car il est beaucoup de points où les cellules sont dégénérées et où cependant les vaisseaux sont parfaitement intacts.

Le tissu jaune et ramolli qui environne le kyste du lobe frontal gauche est constitué, avant tout, par un détritus informe dans lequel on remarque une énorme quantité de granulations graisseuses libres et une quantité prodigieuse de corpuscules de Glüge de toutes dimensions. — La plupart de ces corpuscules sont colorés par de l'hématine couleur de Sienne; quelques-uns sont incolores et exclusivement formés par des granulations graisseuses; ça et là on aperçoit encore des petites cellules nerveuses intactes.

Dans le voisinage du foyer apoplectique du lobe droit, le tissu nerveux offre à l'œil le même genre d'altération et, tout-à-fait au contact du caillot, il est fluide.

Au microscope, ces points ramollis renferment encore, avant tout, des corpuscules de Glüge; mais les incolores y sont beaucoup plus fréquents.

Plus loin, là où la substance cérébrale paraît saine, on trouve encore des corpuscules de Glüge, et ils paraissent reproduire, à peu près, la disposition topographique des cellules nerveuses. — On doit en penser que ces corpuscules pourraient bien venir des cellules elles-mêmes.

Dans la protubérance, et dans tout l'isthme, les cellules sont très-riches en pigment couleur de minerai de fer.

Nulle part on ne trouve de granulations dans les tubes nerveux.

OBSERVATION II.

Le nommé X..., entre à l'Asile de..... — Il est atteint de manie et, d'après le peu de renseignements qu'on a, l'affection mentale n'a éclaté qu'il y a quelques mois au point de fixer l'attention. — Il offre, à l'observation directe, lors de l'entrée, tous les symptômes du délire général aigu ; les idées sont complétement dissociées, le verbiage continuel, l'attention tout-à-fait pervertie. L'agitation est multiforme et tellement intense que, pour préserver l'individu contre lui-même et empêcher les écarts d'actes vis-à-vis d'autres, on est forcé de le camisoler. — La suracuité du délire a amené une grande émaciation de tout l'organisme et divers troubles fonctionnels : inappétence ou perversion de l'instinct de la faim, diminution de la chaleur animale, précipitation des battements du cœur, ruine du sommeil... etc. — La physionomie offre un cachet vultueux, couperosé avec teinte huilo-terreuse de la peau ; pas d'inégalité dans les pupilles ; articulation du langage ordinaire ; forces musculaires très-faibles ; motilité n'offrant rien de particulier.

L'acuité mentale, avec corollaire d'acuité des actes, dure sans interruption pendant trois mois. — Les fonctions digestives reprennent un peu de leur activité, mais par intervalles seulement ; la maigreur n'a pas diminué. — Insensiblement, du calme survient ; mais l'incohérence n'a pas subi de modification avantageuse. — Le sommeil est rétabli. — On remarque alors d'une façon très-accusée l'incoordination des mouvements avec gêne de la parole qui, peu-à-peu, devient plus tremblotante et inarticulée ; les pupilles deviennent inégales ; on note une incurvation latérale du tronc du côté de la pupille qui est la plus petite ; la physionomie devient plus vergetée et plus terreuse ; l'état gâteux se prononce. — La démence prend le caractère stupide. — Le malade se dégrade de plus en plus ; un jour, il tombe dans un profond coma ; une convulsion épileptique intense le prend, et il meurt subitement.

Cette observation démontre que les symptômes de la paralysie générale sont souvent insidieux et n'offrent pas toujours, pendant un certain temps, le pathognomonisme ordinaire. — Nonobstant, la teinte en même temps couperosée et terreuse de la face nous avait indiqué des réserves à faire, et bientôt tout le cortége symptomatique s'est présenté. — A mesure que la démence s'accuse, la paralysie générale suit une marche galopante.— Somme toute, le *cachet congestif* a d'abord couvert toute la scène ; c'est encore lui qui a été la cause finale.

A l'autopsie, on trouve les poumons fortement congestionnés. — Sérosité citrine dans le péricarde. — Cœur un peu volumineux offrant quelques caillots caséeux ; parois adipeuses. — Foie hypertrophié et graisseux. — Reins un peu atrophiés; sérosité huileuse sortant des bassinets.

Parois du crâne ordinaires ; sinus de la dure-mère pleins de sérosité séro-sanguinolente ; quelques adhérences avec l'arachnoïde infiltrée et épaissie.

EXAMEN MICROSCOPIQUE.

On peut dire d'une manière générale que les vaisseaux sont normaux. A peine quelques-uns, qui forment une exception, offrent-ils du pigment. — Il n'y a pas de rapprochement à établir avec l'observation précédente. — Il est à remarquer que c'est dans le cervelet que ces vaisseaux ainsi maculés se sont montrés le moins rares.

Un grand nombre de cellules sont remplies de granulations graisseuses dans divers points des lobes cérébraux, notamment du côté de la convexité. Quelques-unes de ces cellules n'ont de granulations graisseuses qu'à leur circonférence qui se trouve ainsi parfaitement dessinée.

Dans les couches optiques, les corps striés, le bulbe, la protubérance, les cellules sont intactes. — La substance blanche est partout normale. Rien du côté des tubes.

Des cristaux lamelleux se sont offerts nombreux dans une préparation ; mais, il est probable qu'ils ont pris naissance sous l'influence de l'addition successive d'acide acétique et d'acide chromique.

OBSERVATION III.

Le nommé X... entre à l'asile de.... — Pas d'hérédité. — Il a fait de nombreux excès. — Il se présente dans un état de délire général chronique suraigu ; tout enchaînement d'idées a disparu ; l'attention est impossible, la verbosité extrême, l'agitation d'actes multiforme. — La physionomie est très-vultueuse et offre des vergétures violacées ; l'œil est fortement injecté ; il y a inégalité pupillaire. — La chaleur animale est diminuée. Il y a adynamie, empâtement de la marche sans incoordination évidente. — Les fonctions digestives s'exécutent mal ; mauvais appétit ; alternances de constipation et de diarrhée ; sécrétion urinaire abondante.

Pendant plusieurs mois, l'état est stationnaire. — Puis, le délire et l'agitation des actes commencent à tomber ; la démence s'affirme. — En même temps, on observe de la pesanteur dans l'attitude générale et de la lourdeur dans l'expression des divers modes de mouvement. — La face devient plus couperosée et offre une teinte huileuse générale ; les cheveux ont blanchi rapidement (1). — Des fibrillations partielles s'accusent ; toutefois, le défaut de netteté de l'articulation du langage est très-vague. — La chaleur animale est normale ; le cœur n'offre encore rien de spécial. — Un jour, une attaque franche d'épilepsie apparaît après deux ou trois vestiges pris d'abord pour des signes précurseurs de congestion ou d'apoplexie. — Peu après, la déca-

1. C'est un signe dont l'importance s'accuse nettement dans la progression de la Paralysie générale et qui affirme une fois de plus la dénutrition.

dence se prononce davantage, et la démence stupide est formelle. — Les symptômes somatiques s'indiquent par une inarticulation des sons avec empâtement dont la course a été galopante, une titubation intense des extrémités inférieures, voussure du tronc avec incurvation latérale droite, tremblements fibrillaires du visage, injection oculaire avec voussure du globe et inégalité pupillaire. — Les conditions de la vie organique se sont aussi altérées peu à peu et ont suivi rapidement la dégradation de la vie de relation; plus d'appétence; boulimie; diarrhée rémittente; était gâteux complet.

Le malade reste un an dans ces conditions; il a engraissé de façon à le rendre méconnaissable, relativement à ce qu'il était avant. — Les crises épileptiques ont toujours marché avec variations d'intensité.

Un moment, il semble aller mieux. Il marche plus facilement, bredouille moins; l'état gâteux cesse; l'attention se réveille, et on peut même l'occuper à quelques ouvrages élémentaires.

Cette rémittence dure six mois et, pendant ce temps, l'épilepsie qui, depuis son apparition, avait été continue, vient à se suspendre. — Subitement, le malade est pris d'une forte congestion cérébrale qui le laisse pendant deux jours dans un profond coma avec diminution considérable de la chaleur animale et contractures du côté droit. — Il sort encore de cette grave atteinte et peut même marcher pendant quelques jours ; mais l'impotence et la végétation reprennent leurs droits; les accès d'épilepsie réapparaissent et se renouvellent fréquemment.

L'individu s'éteint insensiblement.

Contrairement à ce qui arrive dans la paralysie générale, où l'épilepsie ne se montre guère qu'à la fin, la névrose a été ici une complication pendant le cours de la maladie.

A l'autopsie: poumons très-congestionnés; cœur volumineux, à parois graisseuses; foie hypertrophié et graisseux; reins anémiés; intestins grêles, amincis; épaississement de la muqueuse du gros intestin.

Parois du crâne normales — Adhérences de la dure-mère à la boîte crânienne; écoulement de sang gélatineux et de sérosité noirâtre lors de la section de la dure-mère; infiltration des méninges et larges plaques d'exsudat.

EXAMEN MICROSCOPIQUE.

Les vaisseaux sont presque partout normaux. — Ils le sont tous dans le cervelet. — Dans les lobes cérébraux, après un grand nombre de préparations portant sur des points variés, nous n'en avons rencontré que deux ayant réellement dans leurs parois quelques granulations graisseuses mêlées à un plus grand nombre de cristaux d'hématine. — Dans les différentes parties de l'encéphale un grand nombre de vaisseaux se montrent décrivant des spires dans un large manchon renfermant beaucoup de cristaux d'hématine.

Les cellules offrent une dégénérescence graisseuse

des plus accentuée sur un grand nombre de points des lobes cérébraux. — Beaucoup en sont venues à se rapprocher de la forme ovoïde et renferment des granulations graisseuses plus volumineuses. On assiste à la démonstration du passage des cellules nerveuses aux corpuscules de Glüge incolores. — Cette disposition se rencontre encore, et plus marquée peut-être dans la couche optique. — Les cellules sont intactes dans le bulbe, la protubérance et le cervelet. — Dans les lobes cérébraux et les couches optiques on rencontre fréquemment des amas de globules graisseux sans enveloppe commune et quelques amas informes de granulations jaunes qui font tache, beaucoup de plaques irrégulières de substance pigmentaire. — Enfin, dans la couche optique en particulier, il y a de nombreux amas de cristaux d'hématine en dehors de l'atmosphère des vaisseaux.

Rien du côté des tubes (1).

OBSERVATION IV (1).

Le nommé X... entre à l'Asile de... — Il était atteint de délire général avec hallucinations de l'ouïe. La diffusion des

1. Disons ici que si quelques observations ne contiennent pas l'examen histologique du sympathique c'est que notre attention ne s'était pas encore suffisamment arrêtée sur ce côté de l'organisme. Mais, l'examen cérébral est toujours connexe de celui qui sera fait quand le sympathique sera concurremment observé.

pensées est totale ; les sentiments affectifs sont pervertis avec exagération. — Il reste des prédominances d'idées megalomaniaques. — Les actes sont des plus extravagants.

Dès l'entrée, les symptômes somatiques étaient nettement dessinés :

Physionomie rouge, vultueuse ; œil très-brillant avec voussure très-prononcée, très-injecté. Inégalité des pupilles dont les phénomènes de contraction sont diminués ; tremblement fibrillaire de la face ; inarticulation du langage ; marche empâtée ; inclinaison latérale du tronc (1) ; sensibilité générale et locale émoussée ; embarras gastriques fréquents ; exagération de la sécrétion urinaire.

Cet état persiste pendant deux ans. Puis, on voit, et en même temps que la démence arrive à la stupidité, que les fonctions organiques offrent une plus grande perversion, et que la vie dynamique s'affaiblit de plus en plus.

Bientôt, l'individu devient gâteux et presque impotent. — Puis, il ne peut plus se tenir debout, et on est obligé de lui faire garder le lit ; il n'y a rien que de végétatif chez le malade.

Un an plus tard, des symptômes épileptiques s'accusent et laissent à leur suite une diarrhée incoercible.

L'alimentation demande des soins tout particuliers par suite de la difficulté de déglutition.

La sensibilité tactile est détruite. La chaleur animale est considérablement obscure et, sans que rien l'ait fait pressentir, de larges plaques gangréneuses apparaissent *sur plusieurs points du corps et, bientôt, forment plaies.*

L'émaciation se caractérise avec une grande vitesse, et la mort arrive par marasme.

1. Ce symptôme que nous ne nous sentons pas la force d'expliquer est toujours, dans la paralysie générale, d'une règle plus ou moins intensive ; mais il existe invariablement.

A l'autopsie, on trouve les poumons congestionnés ; le cœur est un peu plus volumineux que de coutume sans être hypertrophié ; caillots stratifiés entre les colonnes ; de même dans l'artère pulmonaire. — Les parois ont subi la dégénérescence graisseuse. — Le foie est volumineux et graisseux. — La rate est hypérémiée. — Les reins sont pâles et graisseux, principalement dans la substance corticale.

Les parois du crâne sont ordinaires. — Les sinus de la dure-mère sont gorgés de sang. — Plaques d'exsudat nombreuses à la face antérieure de l'arachnoïde ; sérosité roussâtre entre les feuillets ; injection très-forte de la pie-mère sans adhérence au cerveau.

EXAMEN MICROSCOPIQUE.

Les vaisseaux de la substance blanche que nous avons trouvés presque toujours normaux chez d'autres sujets sont, pour la plupart, très-variqueux. — Par places, ils sont englobés dans des masses très-considérables de granulations graisseuses. — Ceux de la substance grise sont parsemés de plaques de pigment.

Dans la matière granuleuse de toutes les circonvolutions des lobes cérébraux on aperçoit des agglomérations de granules graisseux libres. Les cellules renferment, pour la plupart, des granulations graisseuses. Mais, la dégénérescence des cellules est moins considérable que dans les observations précédentes. Il faut toutefois, excepter les couches optiques dont les cellules sont complétement déformées et remplies de granulations graisseuses auxquelles se trouve mêlée une certaine quantité de pigment.

Le cervelet, la protubérance, le bulbe sont intacts. Les tubes sont partout normaux.

OBSERVATION V.

Le nommé X... entre à l'Asile de... — Il est atteint de délire général aigu très-voisin de la chronicité. — La diffusion des pensées est des plus extrême : les sentiments sont annihilés ; le désordre d'actes est excessif.

La maladie remonte à deux ans. — X... étant militaire, a beaucoup abusé des liqueurs fortes et, quand il est revenu du service, on a pu remarquer que les facultés décroissaient. — En même temps, on observait de l'insomnie, des bizarreries de goût et d'appétit, des embarras gastriques ayant plusieurs fois nécessité l'intervention médicale. — On voyait des exagérations de sensibilité ne reposant sur rien, quelques troubles passagers de la vue, des tremblements erratiques qui, d'abord périodiques, prirent le caractère continu. Il se fatiguait facilement ; les forces diminuaient, et bientôt tous les mouvements accusaient un défaut d'équilibre qui ne fit qu'augmenter. — Les facultés sombraient graduellement et, peu de temps avant l'entrée, un délire des plus aigu qu'avaient précédé des éblouissements fréquents s'empara du malade.

L'état mental n'a jamais donné aucun doute ; il n'y a jamais eu de prédominances de délire. — L'état physique atteste une paralysie très-avancée ; le langage est trémulant et inarticulé ; la face est vultueuse et vergetée ; les pupilles sont inégales et troublées dans leur contractilité ; la marche est lourde et irrégulière ; tous les mouvements sont dénués d'équilibre, et l'on constate des fibrillations générales ; les fonctions de la peau sont perverties ; la chaleur animale est amoindrie. — Le malade mange tout ce qu'on lui donne, sans goût et avec boulimie ; il est gâteux et diarrhéique.

L'agitation n'a jamais, jusqu'à la fin, cessé d'être aiguë. — X... est mort quinze jours après son admission ; la veille il avait eu une attaque épileptiforme assez violente.

Cette observation — nous croyons devoir l'exprimer incidemment — montre que les prédominances de délire ne sont pas des conditions prodromiques et symptomatiques formelles de la paralysie générale. — Les renseignements qu'ont pu fournir les éléments de vie qui ont précédé l'entrée ont pu indiquer que les troubles de la vie animale et de la vie organique ont marché concurremment entre eux et d'une façon graduée avec les troubles de la vie mentale ; — Le fait congestif manifesté par la crise épileptiforme n'a pu que corroborer l'épuisement nerveux.

L'examen direct de l'encéphale ne montre que de la congestion.

EXAMEN MICROSCOPIQUE.

Les ganglions cervicaux sont considérablement hypertrophiés et offrent à la coupe les caractères du tissu squirrheux. — On y aperçoit une richesse anormale en tissu connectif ; les cellules sont toutes excessivement teintes en brun jaunâtre par des granulations pigmentaires ; quelques-unes renferment, en outre, des granulations graisseuses. Nous ne trouvons, à travers un grand nombre de coupes des diverses régions de l'encéphale, qu'un seul vaisseau présentant un léger degré de prolifération connective. En revanche, on trouve autour de presque tous beaucoup de globules de graisse ; les mêmes globules apparaissent çà et là dans leur intérieur au milieu des hématies. — Les cellules de tout le lobe frontal droit sont remplies de granulations graisseuses qui les déforment. — Des amas de granulations graisseuses libres se rencontrent çà et là. Il en est de même, mais à un moindre degré, sur toute la base du cerveau. — Partout ailleurs les cellules se montrent normales. — Dans le bulbe, la matière granuleuse est tachetée de nombreuses plaques de matière colorante roussâtre. Les tubes sont intacts comme toujours.

OBSERVATION VI.

Le nommé X... entre à l'Asile de... — dans un état absolu d'impotence et dans le plus profond coma. — Il est extrêmement émacié. — La face offre une teinte vergétée et huilo-terreuse. Les pupilles sont inégales et dépourvues de contractilité ; la chaleur animale est presque éteinte. — Le malade *offre plusieurs points gangrenés* aux extrémités inférieures. — Deux jours après son entrée, il sort du coma et manifeste du délire. — L'articulation du langage ne laisse plus aucun doute sur la paralysie générale qu'on avait diagnostiquée. — Il retombe rapidement dans l'état comateux, offre des fibrillations générales et permanentes, est gâteux et avec diarrhée. — Il meurt dans le dernier dégré du marasme dix jours après l'admission.

EXAMEN MICROSCOPIQUE.

Hypertrophie des ganglions cervicaux du grand sympathique qui sont, toutefois, moins consistants que chez le sujet précédent : on en trouve l'explication dans le stroma qui est criblé de cellules adipeuses. — Le ganglion cervical inférieur droit est presqu'entièrement transformé en tissu adipeux. — Beaucoup de cellules adipeuses sont colorées, soit en jaune foncé, soit en brun, soit en noir. — Dans les ganglions thoraciques le tissu connectif est manifestement développé et se montre riche en fibres élastiques. — Dans tous les ganglions les cellules sont remplies de granulations pigmentaires ; mais, celles-ci sont moins foncées que chez le sujet précédent. — D'une manière générale les cellules du grand sympathique sont peu nombreuses.

Presque toutes les cellules des lobes cérébraux sont remplies de granulations graisseuses. — Les vaisseaux et les tubes sont toujours intacts.

Plusieurs fibres musculaires du cœur ont éprouvé la dégénérescence graisseuse.

OBSERVATION VII.

Le nommé X... entre à l'asile de.... — Il n'a pas d'antécédents héréditaires et a toujours joui d'une bonne constitution jusqu'à l'âge de 45 ans.

A ce moment, il a éprouvé de vives contrariétés et s'est mis à boire d'une façon demesurée.

Peu-à-peu, le goût et l'appétit ont disparu. — Des dérangements d'estomac fréquents avec symptômes diarrhéiques se présentèrent. — Divers tremblements du corps apparurent accompagnés de défaillances intellectuelles qui prenaient périodiquement le caractère de délire aigu avec agitation sans prédominances psychiques.

Il entre à l'Asile avec tous les symptômes d'une paralysie générale avancée. — Il se tient difficilement debout, marche à petits pas et les pieds collés à terre. — Tout le corps accuse des tremblements fibrillaires généraux. — La face est vergétée et d'une teinte huilo-terreuse; les pupilles sont inégales avec voussure du globe de l'œil; la langue est embarrassée et l'articulation des sons hachée et trémulante. — Incurvation latérale du tronc.

Les fonctions organiques sont fort troublées. — Le malade avale difficilement, et il faut lui donner des aliments demi-liquides. — Il est gâteux et a la diarrhée. — La chaleur animale est très-diminuée.

Cet état reste un mois stationnaire.

Alors, l'individu ne peut plus se soutenir du tout. — On le met au lit, et le marasme progresse rapidement. — Peu de jours après, il tombe dans un profond coma, et la mort arrive.

Les boissons, en altérant les phénomènes de nutrition, ont causé la paralysie générale. — Les symptômes organiques et psychiques ont marché concurremment. — Il n'y a pas eu de délire spécial.

EXAMEN MICROSCOPIQUE.

Le stroma domine dans tous les ganglions cervicaux du grand sympathique, particulièrement dans le ganglion cervical droit supérieur où les cellules sont excessivement rares. — Le tissu cellulaire présente aussi une abondance anormale dans les ganglions thoraciques et abdominaux. — Il n'y a que dans les ganglions sacrés où les cellules sont nombreuses.

Partout, elles renferment beaucoup de pigment brun.

Les filets qui émergent sont presque tous englobés dans des colonnes de cellules adipeuses.

Dans les lobes cérébraux un seul vaisseau offre des points encroutés de tissu cellulaire. — La plupart est encroutée de pigment et de graisse. — Les cellules sont en parties dégénérées ; le *summum* de la dégénérescence existe dans les corps striés.

Les tubes sont intacts partout.

OBSERVATION VIII.

La nommée X... entre à l'Asile de... — C'est une femme de 40 ans, d'un tempérament nervoso-sanguin, jadis forte, aujourd'hui extrêmement débilitée. — On n'a pas de détails commémoratifs sur l'affection. — Tout ce qu'on sait, c'est que la malade est, avant son entrée, restée longtemps dans un hospice.

La parole est difficultueuse, traînante, trémulante.

Les qualités intellectuelles et morales sont anéanties, et cependant il y a encore des prédominances de délire tenant au cercle exagératif. — La face est rouge, parsemée de sillons bleuâtres ; l'œil est proéminent ; le corps est voûté ; la démarche est des plus épaisse.

Des troubles organiques que corroborre surtout l'état gâteux viennent se joindre aux troubles divers de la vie de relation.

La malade, comme on le voit, est dans l'état de *marasme paralytique général* ; elle ne vit plus que végétativement.

Six mois après l'admission, elle eut une congestion qui la laissa plusieurs heures dans un état comateux.

A partir de ce moment, la décadence de toutes fonctions, organiques et mentales, fut de plus en plus marquée.

Cinq mois après, nouvelle attaque. — Ici, déviation de la face à droite; hémiplégie droite; perte absolue de connaissance pendant deux jours. — Puis, un certain réveil s'opère; mais, la parole ne se manifeste que par des sons inarticulés. — La malade reste un mois alitée et s'éteint graduellement.

Il est à remarquer que, si les paralysés généraux sont éminemment sujets aux congestions cérébrales, ces congestions ne les enlèvent pas toujours aussi rapidement qu'on pourrait le croire. — Elles tendent à débiter encore les malades, *à donner le coup de fouet* à l'usure progressive de toutes les fonctions de l'organisme.

EXAMEN MICROSCOPIQUE.

Tous les ganglions du grand sympathique ont leurs cellules colorées en brun. — Le tissu cellulaire forme la masse principale des ganglions cervicaux et thoraciques où les cellules se montrent toujours asssz rares. — Un corps amyloïde volumineux existe dans le ganglion droit supérieur. — Le ganglion cervical inférieur du même côté présente un vaisseau pigmenté. — C'est là une exception.

Dans la moelle, on trouve, à toutes les régions, un grand nombre de cellules à teinte ferruginée.

Quelques vaisseaux, de la pie-mère crânienne sont encroûtés et déformés par du tissu cellulaire. —Dans les mailles du réseau vasculaire sont disséminées des cellules plasmatiques remplies de pigment noir.

Une bonne partie des cellules des lobes cérébraux est remplie de granulations graisseuses.

Mais, — *chose exceptionnelle.* — c'est dans le plancher du quatrième ventricule qu'on trouve la dégénérescence graisseuse la plus intense.

OBSERVATION IX.

Le nommé X... entre à l'Asile de... — Il est en démence stupide et paralysé général avancé. — Il peut à peine se tenir debout, s'affaisse en avant et offre, en même temps, une incurvation droite exagérée du tronc. — La face est vergetée et offre une teinte terreuse. — L'œil est en voussure et présente une diminution droite pupillaire. — La chaleur animale, sauf à la tête, est diminuée. — Des tremblements fibrillaires de tout le corps se manifestent. — Les sensibilités générales et spéciales sont profondément affaissées. — Le malade mange avec boulimie ; il est gâteux.

Lors de l'entrée, on manque de renseignements; — depuis, on a su que le mal a débuté il y a deux ans.

Des abus de boisson ont eu lieu.

D'abord, on n'avait fait que peu d'attention à des dérangements passagers d'estomac, aux bizarreries d'appétit, à des faiblesses musculaires, à des diarrhées légères et intermittentes, à des rougeurs fugaces de la face, au changement d'humeur.... etc. — Mais, peu-à-peu, ces symptômes étant devenus plus intenses, en se compliquant d'embarras de la parole, de titubations, de perversion du goût.... et d'erreurs intellectuelles formelles, on se rappela les signes précurseurs qu'on n'avait considérés jusque-là que comme un malaise de peu d'importance.

La maladie n'a pas offert d'intercessions, et les symptômes de la vie de relation et de la vie organique ont marché concurrement. — L'état mental a été du délire général sans prédominances. — La période maniaque a passé très-rapidement à la démence.

L'individu est très-vite tombé dans l'impotence absolue. — Le marasme de toutes les fonctions, relatives et végétatives, s'était produit lorsque la mort est venue, six mois après l'entrée, après deux congestions rapidement consécutives.

EXAMEN MICROSCOPIQUE.

Les cellules sont excessivement rares dans le ganglion cervical supérieur droit; il n'est presque constitué que par du tissu cellulaire; il n'y a qu'une quantité modérée de pigment dans les cellules.

Le tissu cellulaire domine aussi dans le ganglion cervical supérieur gauche.

Sclérose incontestable, et même rareté des cellules dans les ganglions thoraciques. Le tisssu connectif s'y montre. — Il est très-chargé de cellules adipeuses dont le contenu est coloré en jaune brun.

Dans les régions sacrée et lombaire, les cellules sont nombreuses et *pigmentaires*.

L'atmosphère celluleuse du grand splanchnique est comblée de cellules adipeuses fortement colorées et de larges plaques de pigment.

Les cellules du ganglion plexiforme du pneumo-gastrique renferment du pigment brun comme celles du grand sympathique ; mais, il n'y a pas *substitution*, ni de tissu cellulaire ni de graisse.

Une pigmentation analogue se montre dans les ganglions spinaux des racines postérieures, mais, elle est moins prononcée, et surtout moins générale. — Il y a même beaucoup de cellules qui sont parfaitement incolores. — La trame celluleuse de plusieurs ganglions est criblée de grains d'un noir foncé agglomérés d'une manière irrégulière.

Deux corps amyloïdes se dessinent parfaitement à l'extrémité de l'un d'eux et sur le point de convergence d'une des racines.

Dans toutes les régions de la moelle épinière, *et dans toutes les préparations*, on aperçoit beaucoup de cellules à pigment roux.

Dans une des cellules de la portion cervicale, on aperçoit deux grosses gouttes de graisse.

La matière granuleuse de la même coupe est parsemée des mêmes gouttes. — De plus, un raptus hémorrhagique se traduit par amas de globules sanguins plus ou moins déformés.

Comme toujours, les vaisseaux de l'encéphale ne se signalent que par des taches de pigment et de graisse. — La plupart des celulles ont éprouvé la dégénérescence.

OBSERVATION X.

Le nommé X... entre à l'Asile de . . . . Les renseignements commémoratifs indiquent que, depuis longues années, il était adonné aux boissons alcooliques. — Les facultés intellectuelles et morales sont considérablement affaiblies ; la mémoire est nulle. — Il n'offre aucune trace de délire, est d'une apathie qui tend à l'automatisme. — La parole de cet homme est lente, difficile, empâtée ; il offre des tremblements fibrillaires du visage avec vultuosités et vergetures. — La circulation est faible et irrégulière.— L'inégalité des pupilles se fait remarquer avec voussure et grande vascularisation du globe de l'œil. — Le malade est très-voûté, incurvé du côté droit (*c'est de ce côté qu'existe la plus petite pupille*) et marche les pieds écartés. — Il y a désharmonie des mouvements et adynamie générale. — Le sommeil est assez régulier. — Les fonctions digestives s'effectuent ; mais, la sensation du goût est annihilée ; les aliments sont pris végétativement et avec boulimie. — L'état gâteux, avec phénomènes diarrhéiques rémittents, est prononcé.

Très-rapidement X... tombe dans une démence stupide absolue ; concurremment, les fonctions de relation et organique s'affaisent de plus en plus.

Chose bizarre, six ans se passent dans cet état de cachexie extrême. — Mais aussi, le marasme prend une forme galopante, et le malade s'alite entièrement. — On constate alors une pneumonie double, généralisée et très-avançée qui était restée à l'état latent et qu'aucun symptôme général n'avait annoncée.

A l'autopsie, épanchement sero-sanguinolent dans les plèvres très-adhérentes. — Hépatisation rouge du lobe supérieur du poumon droit ; hépatisation grise intense du lobe inférieur ; poumon gauche fortement congestionné. — Cœur hypertrophié et graisseux ; caillots stratifiés dans l'artère pulmonaire. — Cyrrhose du foie. — Reins graisseux. — Amincissement de l'intestin. — Muqueuse de la vessie épaissie.

La dure-mère est adhérente en plusieurs endroits, aux parois du crâne ; sérosité sanguinolente plein les sinus ; arachnoïde épaissie, infiltrée et pénétrée de plaques d'exsudat ; pie-mère fortement congestionnée.

EXAMEN MISCROSCOPIQUE.

Comme dans l'observation précédente, les cellules des divers ganglions des régions cervicale et thoracique du grand sympathique sont pigmentées et peu nombreuses. — Le tissu cellulaire y domine. —

La pigmentation est plus accentuée dans les autres portions ; mais, la sclérose fait défaut.

Le pigment à teinte ferrugineuse plus ou moins intense se retrouve encore dans les cellules des ganglions spinauux et dans un grand nombre des cellules de la moelle.

Dans l'encéphale, les vaisseaux sont toujours parsemés de pigment noir et de granulations graisseuses.

Il est un fait *qui s'est répété aussi pour toutes les observations qui précèdent, quoique nous ne l'ayons pas signalé dans chaque description spéciale,* c'est la présence de gros lobes de graisse dans l'intérieur des vaisseaux.

La dégénérescence graisseuse est des plus intense dans presque toutes les cellules des lobes cérébraux. — La graisse s'y traduit même par une coloration jaunâtre. — Dans le corps strié existe un point qui, à l'œil nu, est jaune et ramolli.

Les cellules ont disparu dans ce point, du moins sous le rapport de leurs formes habituelles ; elles y sont remplacées par des vésicules plus ou moins sphériques, remplies de graisse, souvent teintées en brun.

CONCLUSIONS.

1° — Dans la Paralysie générale, il y a quelquefois prolifération du tissu cellulaire autour des vaisseaux ; mais, elle ne va jamais jusqu'à diminuer et, à plus forte raison, jusqu'à effacer complètement la lumière de ces vaisseaux. — Par conséquent, on ne peut pas attribuer les altérations fonctionnelles et matérielles du tissu nerveux proprement dit à un défaut d'apport de sang ; en un mot, il n'y a pas sclérose de l'encéphale ;

2° — La principale et constante altération de l'encéphale consiste dans la déformation et la dégénérescence graisseuse des cellules. — On trouve, en outre, mais moins souvent :

1° — Des globules de graisse libres au sein

de la matière granuleuse, tantôt isolés, tantôt agglomérés ;

2° — Des amas de granulations à teinte ferrugineuse non entourées d'enveloppe commune ;

3° — Du pigment et de l'hématosine dans les parois des vaisseaux, ainsi que des granules graisseuses.

Parfois, les granulations graisseuses forment de vastes agglomérations à la périphérie des vaisseaux.

Souvent on aperçoit d'énormes globules de graisse libres ou mêlés de globules de sang.

Les tubes sont toujours intacts.

3° — Nous n'avons trouvé d'autres modifications dans la moelle qu'une plus grande abondance de granulations ferrugineuses dans les cellules qui avoisinent l'épendyme ;

4° — Les cellules de toute la chaîne du grand sympathique sont colorées par du pigment brun d'une manière beaucoup plus intense que chez d'autres sujets, *quelle que soit l'affection qui les emporte.*

Dans les ganglions de la région cervicale, et souvent dans les ganglions de la région thoracique, il y a, *de toute évidence*, substitution de tissu cellulaire et de cellules adipeuses aux cellules nerveuses qui s'y montrent relativement très-rares.

Tout nous porte à penser que là se trouve le point de départ anatomique de l'affection, et que les altérations de l'encéphale ne sont que la conséquence des troubles qu'entraîne dans la circulation cérébrale cette sclérose à effet paralytique des ganglions cervicaux.

Il y a toujours une pigmentation très-marquée des ganglions spinaux et de ceux qui sont annexés aux nerfs crâniens.

Les cellules adipeuses qui se sont substituées aux cellules nerveuses dans les ganglions du grand sympathique offrent très-fréquemment une coloration foncée qui peut aller jusqu'à la teinte noire.

5° — Toutes les altérations que nous venons de décrire entraînent des troubles de nutrition dans la plupart des organes, troubles qui aboutissent à la dégénérescence graisseuse ou à d'autres modifications de leurs éléments et se traduisent physiologiquement, par l'ataxie d'abord et ensuite par l'affaissement de toutes les fonctions de la vie de relation et de la vie végétative.

Imp A DERENNE, Mayenne. — Paris, Boulevard Saint-Michel 52.

2

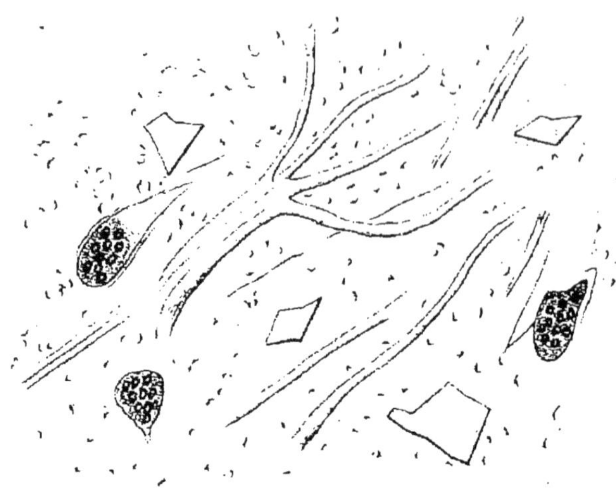

1

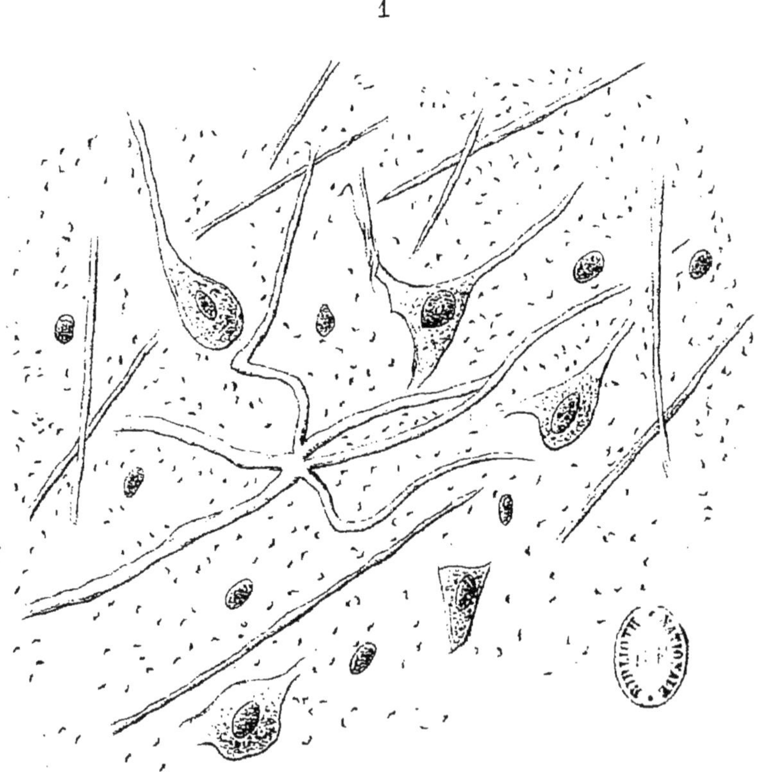

Imp. Becquet. Paris p.v.

1_PORTION DU LOBE CÉRÉBRAL DROIT ET ANTÉRIEUR. Eléments dissociés par la pression, mais parfaitement normaux. Les prolongements s'accusent grâce à l'action d'une légère solution d'acide chromique *(Obj 5)*.

2_Autre portion du même lobe frontal dont plusieurs cellules renferment des granulation graisseuses et dans laquelle une légère solution d'acide chromique a fait apparaître immé

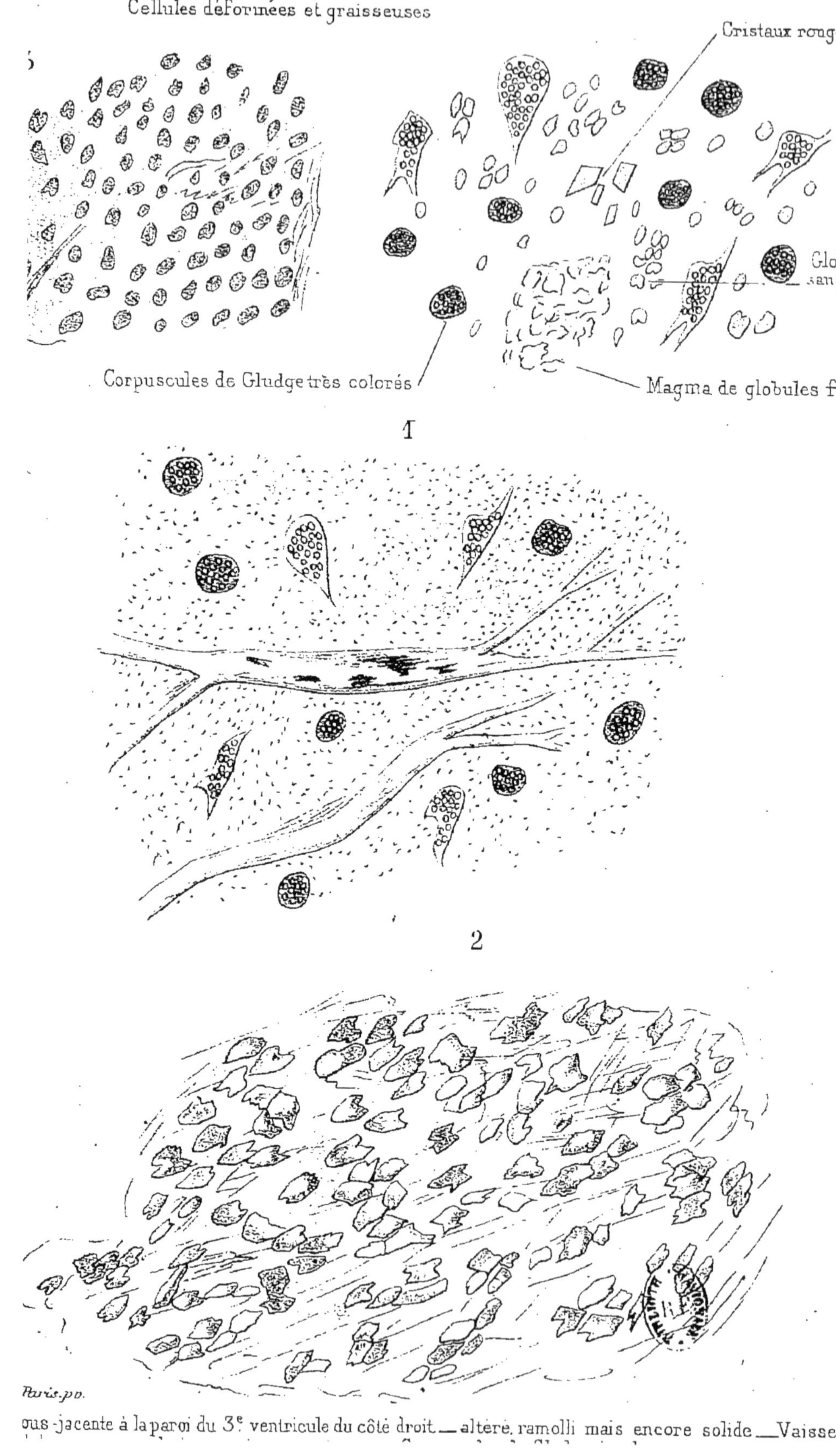

ous-jacente à la paroi du 3e ventricule du côté droit — altéré, ramolli mais encore solide — Vaissea

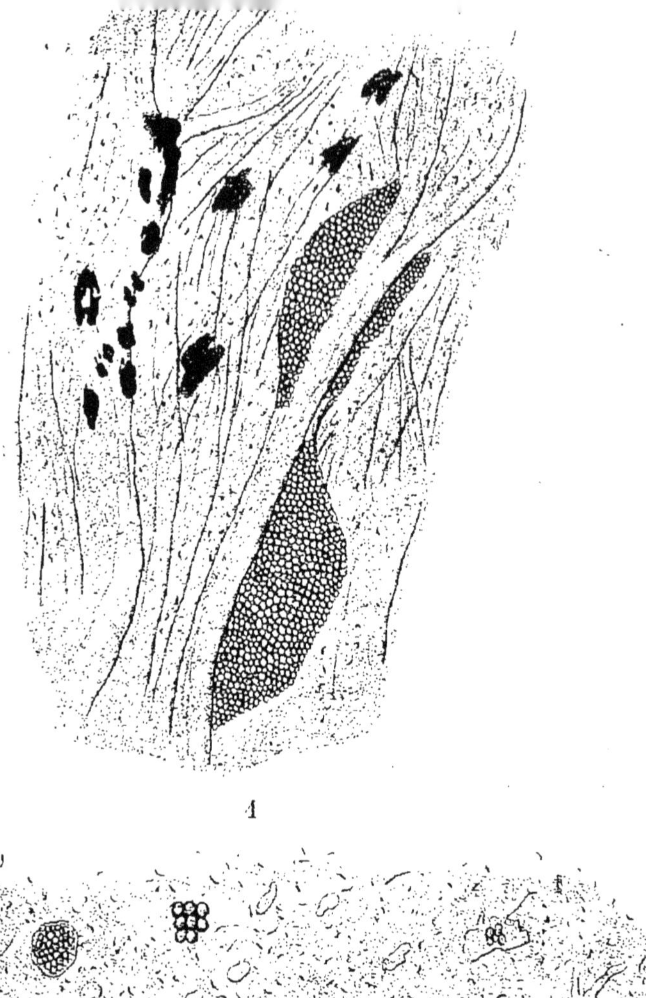

1

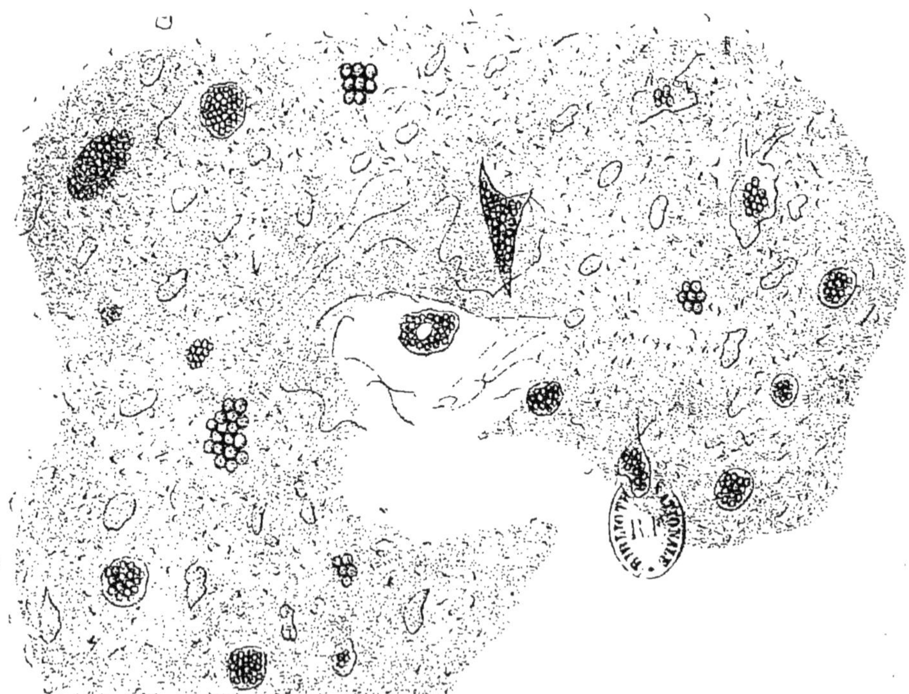

1 — SUBSTANCE GRISE DE LA PARTIE ANTÉRIEURE ET SUPÉRIEURE DU LOBE FRONTAL DROIT — Au milieu de la substance granuleuse se dessinent vaguement des ovoïdes irréguliers et clairs qui correspondent aux cellules restées intactes, des amas de globules de graisse libres des cellules et des myélocytes gonflés déformés et remplis par des granulations graisseuses.

2 — PRIS DANS LA COUCHE OPTIQUE *(Obj 2)* Tubes dissociés et entrecroisés par la préparation.

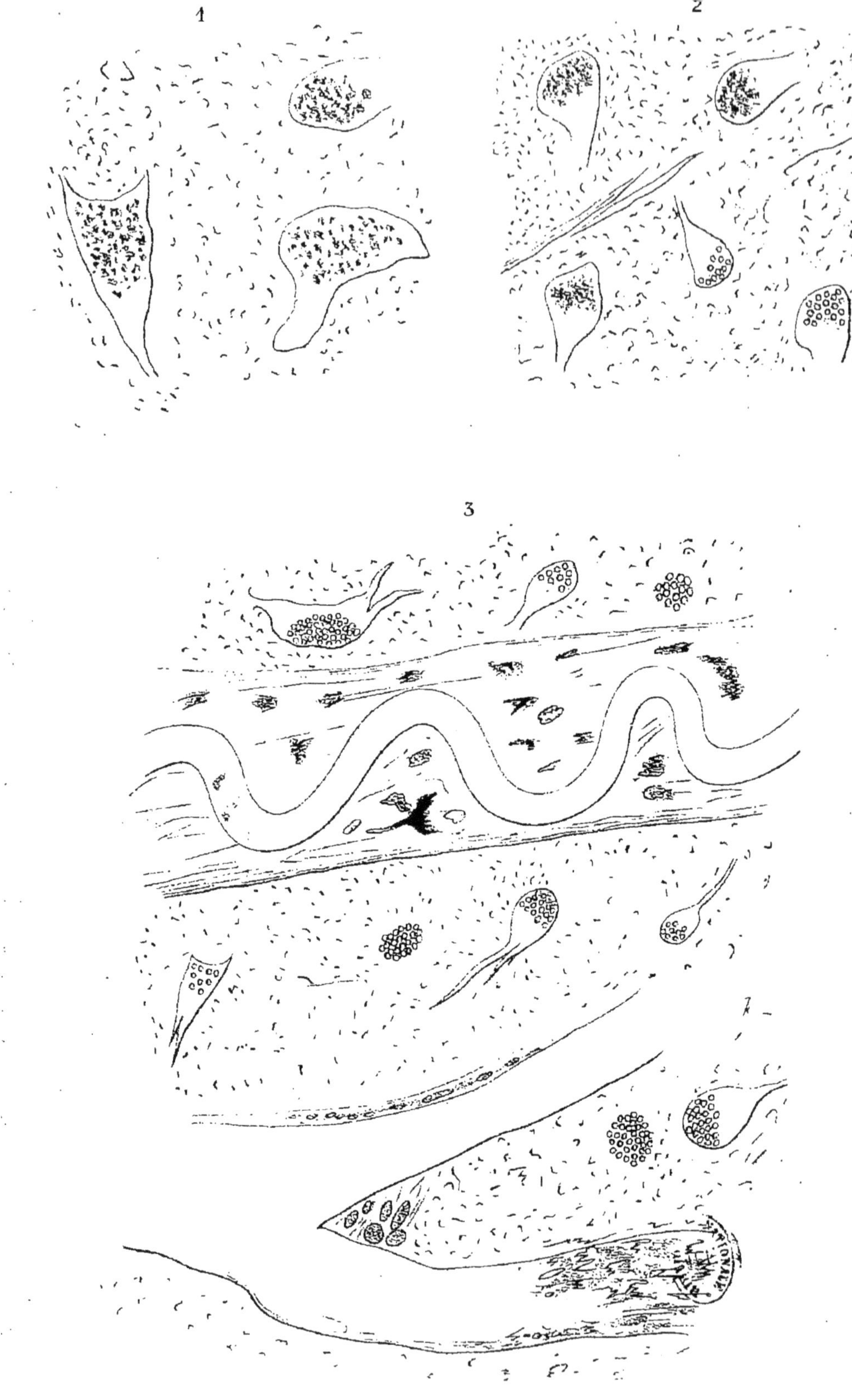

Imp. Becquet, Paris

1_Protubérance_Cellules ferrugineuses

2_Bulbe état normal_Deux cellules seulement ont quelques granulations graisseuses

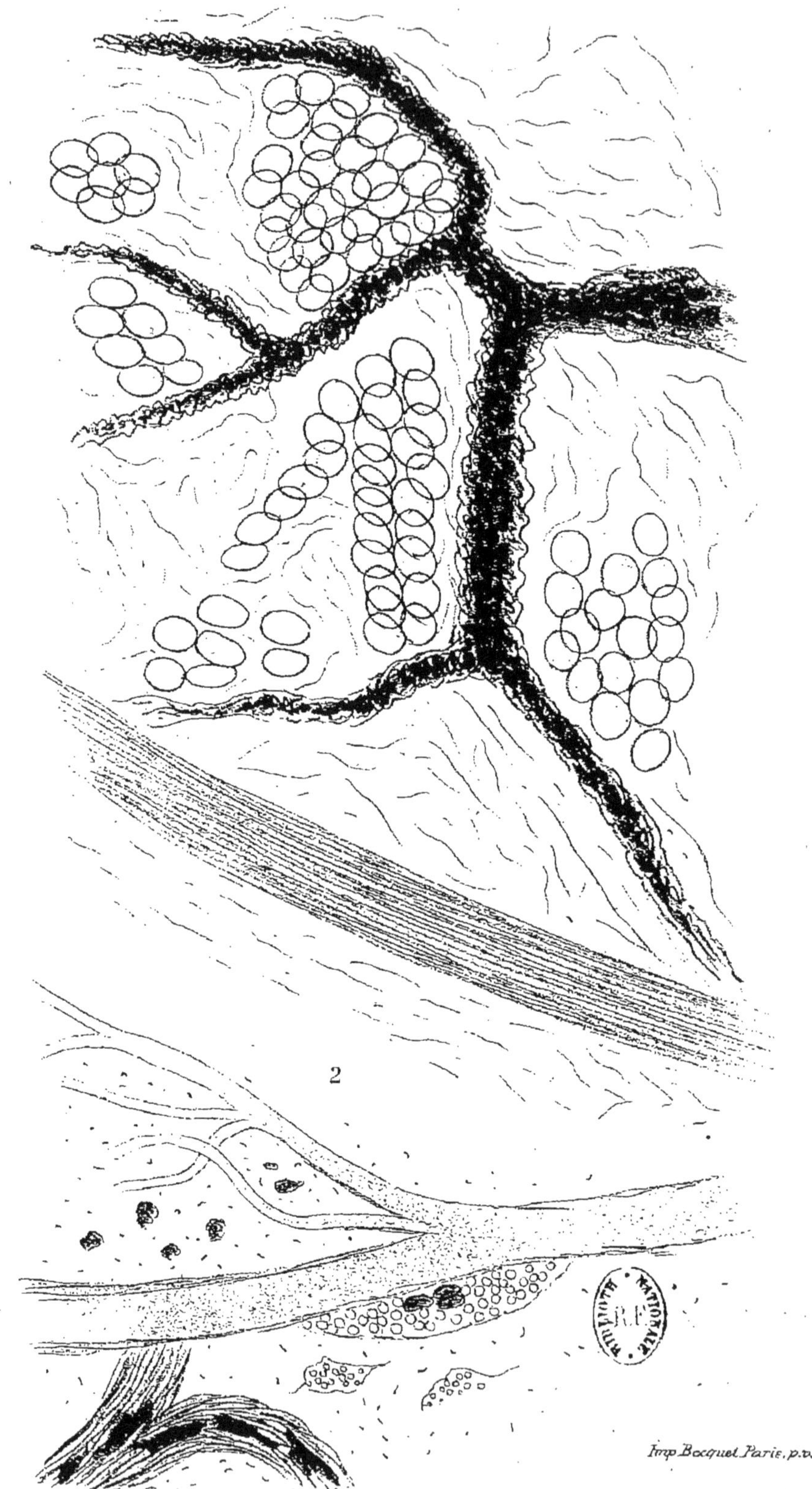

Imp. Bocquet Paris, p.v.

1 — GANGLION CERVICAL SUPÉRIEUR GAUCHE — Les cellules sont très peu nombreuses et réleguées un point circonscrit du ganglion qui se trouve être presque entièrement constitué par du tissu cell

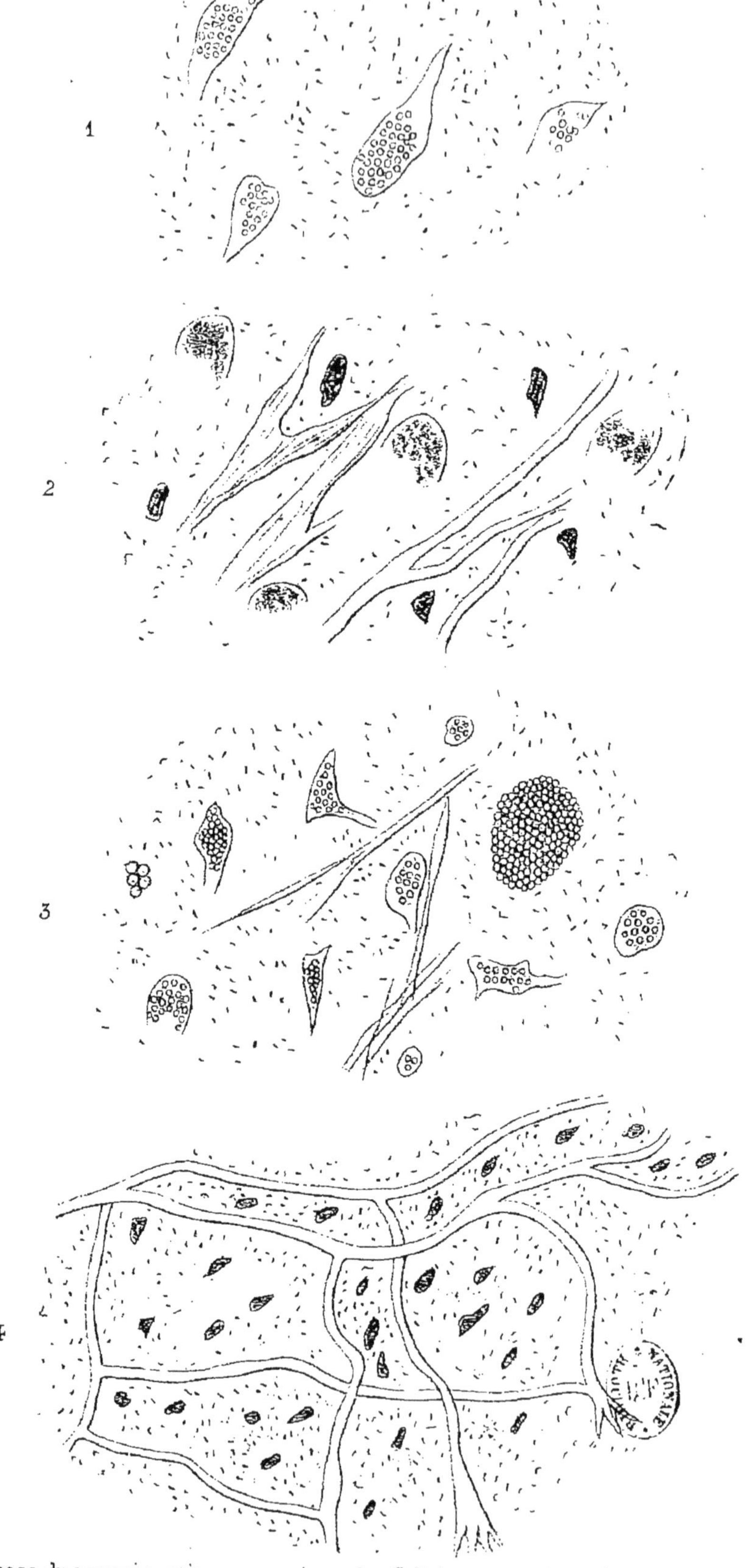

— Pris à la base du cerveau, partie moyenne à gauche. Cellules avec granulations graisseuses incolor
— Bulbe — Cellules dont les contours s'accusent très mal et à contenu un peu ferrugineux. Beaucoup de pl

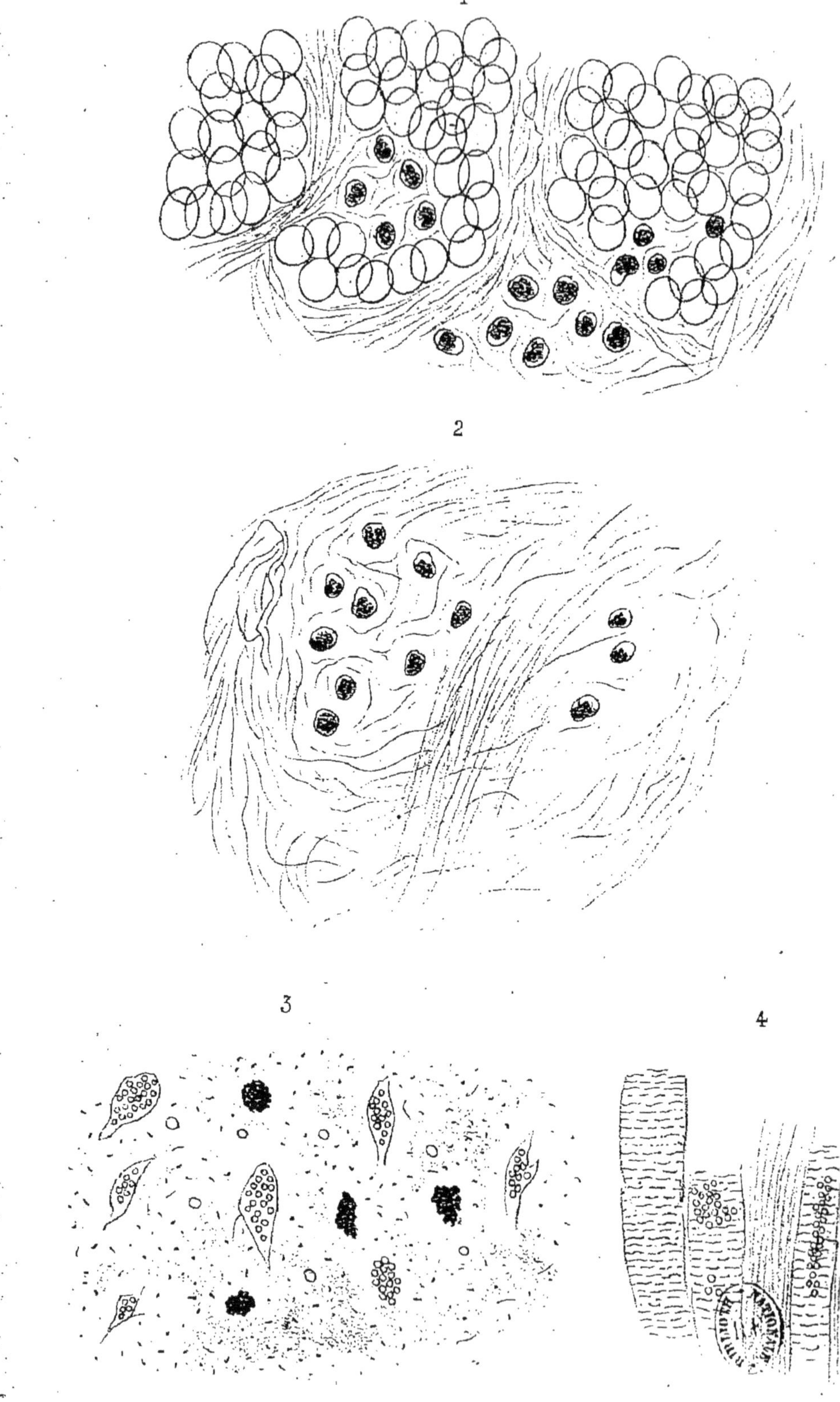

1 — GANGLION CERVICAL INFÉRIEUR DROIT — Ici la substitution des cellules adipeuses aux cellules ses est manifeste, car on voit dans un même département quelques cellules nerveuses perdues et un nombre de cellules adipeuses.

1

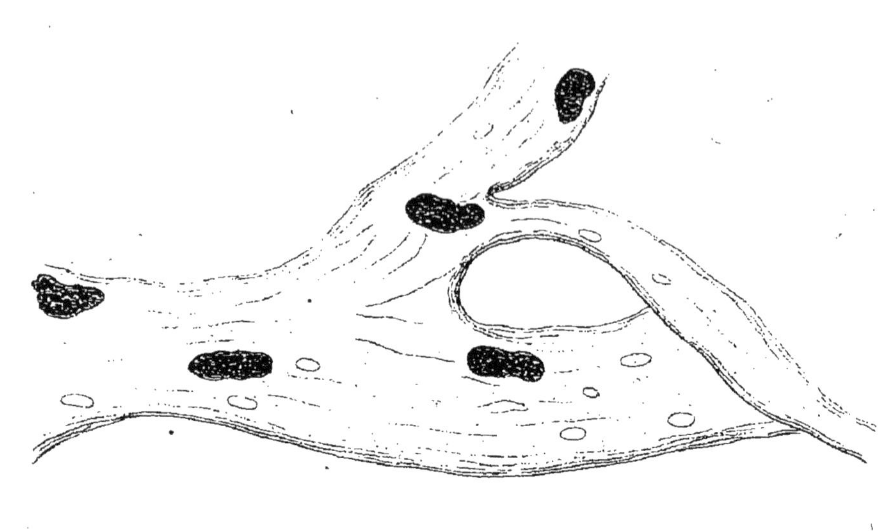

2

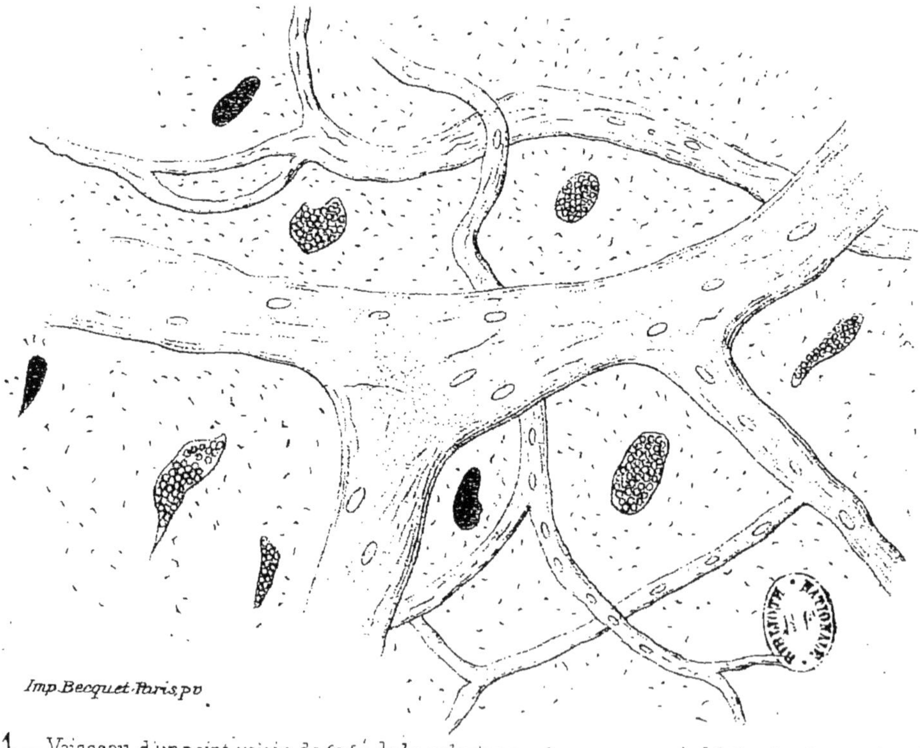

Imp. Becquet Paris

1 — Vaisseau d'un point voisin dégagé de la substance grise, parsemé d'hématosine et de pigr
jaunâtre

2 — Substance grise — Lobe cérébral gauche 3ème circonvolution vue à l'objectif 5. Beau
de taches de matière colorante brune. Les vaisseaux n'offrent aucune altération. Les cel

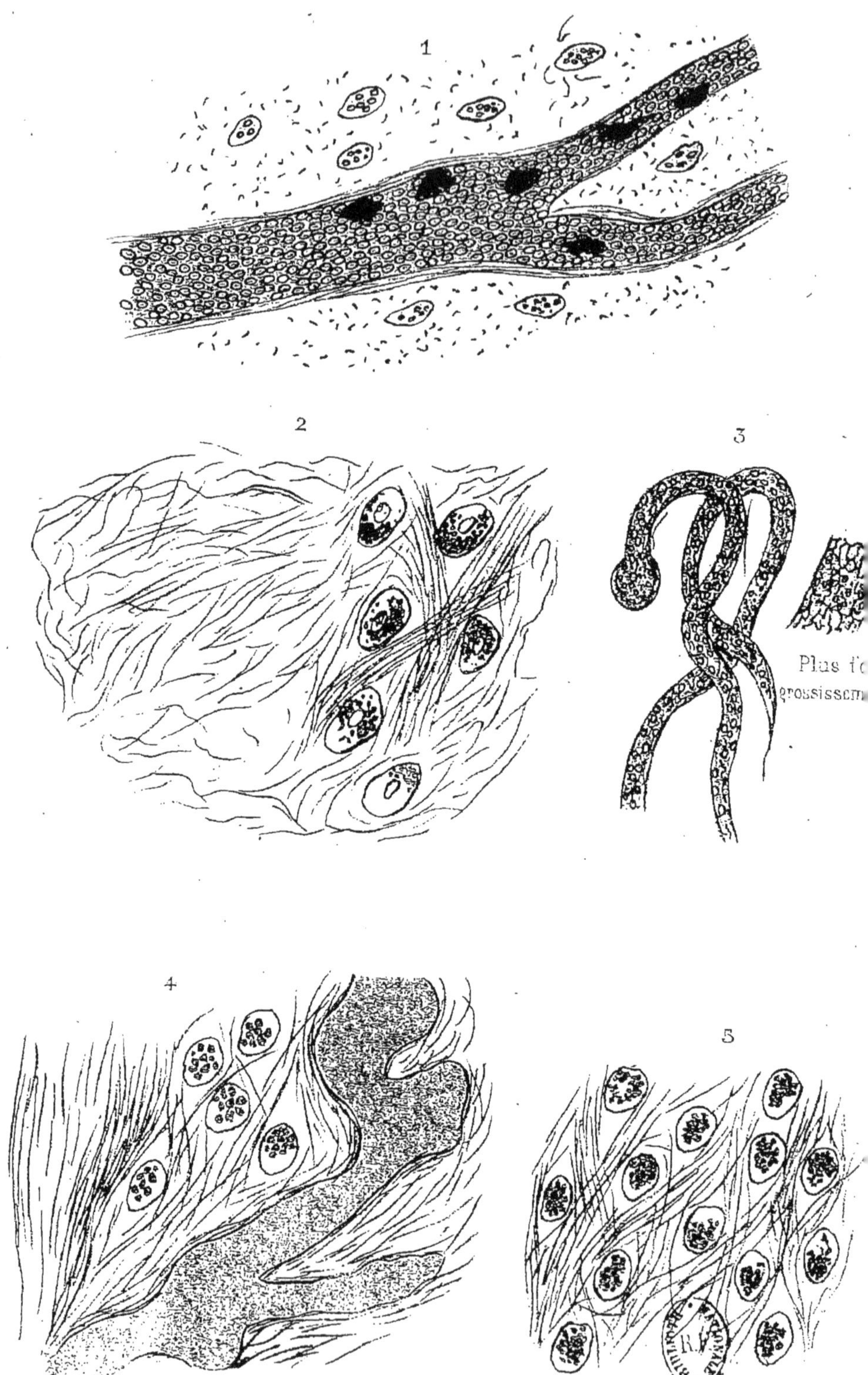

CORPS STRIÉ _ Vaisseau parsemé de plaques pigmentaires. On n'aperçoit pas de cellules mais des noyaux e
s myélocytes avec des granulations graisseuses.
GANGLION CERVICAL DROIT SUPÉRIEUR. Peu de cellules et une grande étendue relative de tissu cellulaire..
Rein avec dégénerescence graisseuse partielle

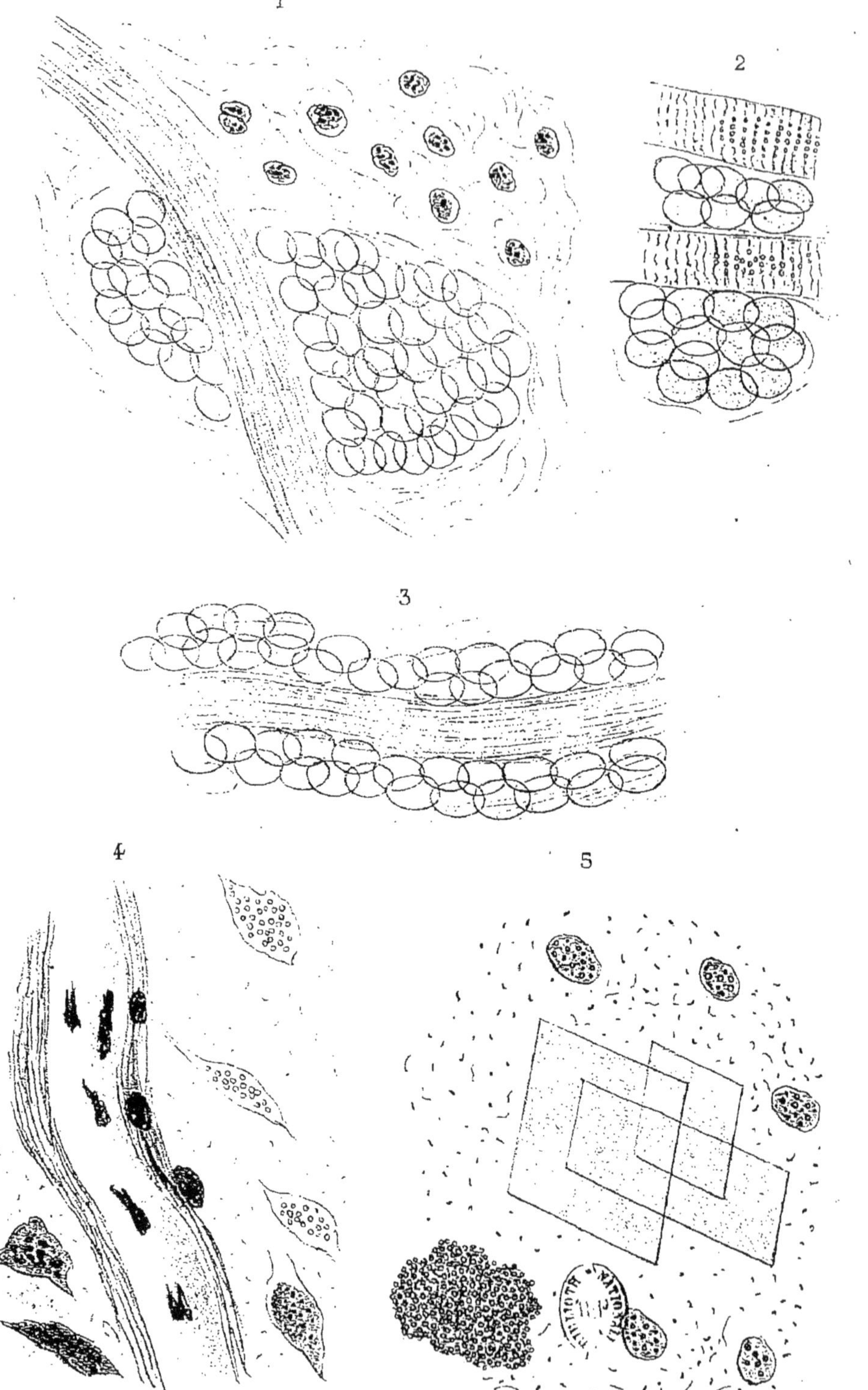

1 — Portion d'un ganglion abdominal où les agglomérations circonscrites de cellules adipeuses dominent encore sur les départements de cellules nerveuses *(Obj.2)*
2 — Fibres musculaires du coeur ayant éprouvé partiellement la dégénérescence graisseuse — Des amas de cellu les adipeuses séparent les fibres *(Obj.3)*
3 — Filet de communication entre la moelle et un ganglion thoracique. — Tubes normaux mais, le filet est entouré d'un double rang de cellules adipeuses
4 — Substance corticale — Lobe moyen droit du cerveau — Un vaisseau avec plaques pigmentaires et des points épa

1

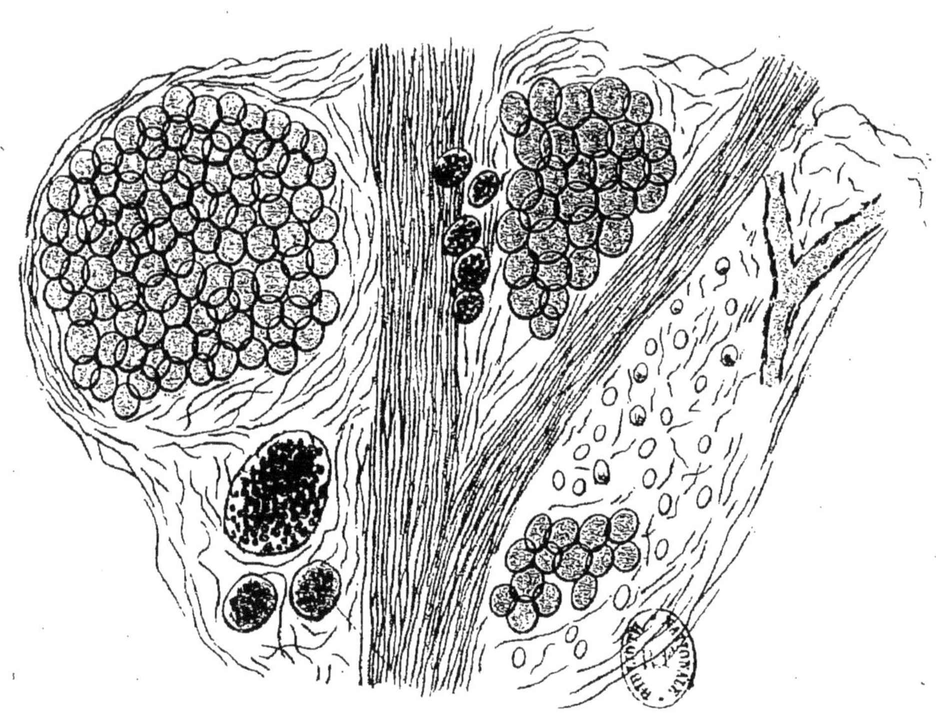

Imp. Becquet Paris. pn.

1 _ Ganglion thoracique du grand sympathique *(Objectif 2)*

Il n'y a présque pas de cellules. Celles qui existent sont presque incolores. Quelques un[e]
sont légèrement pigmentées. Le ganglion est presque uniquement constitué par du tissu

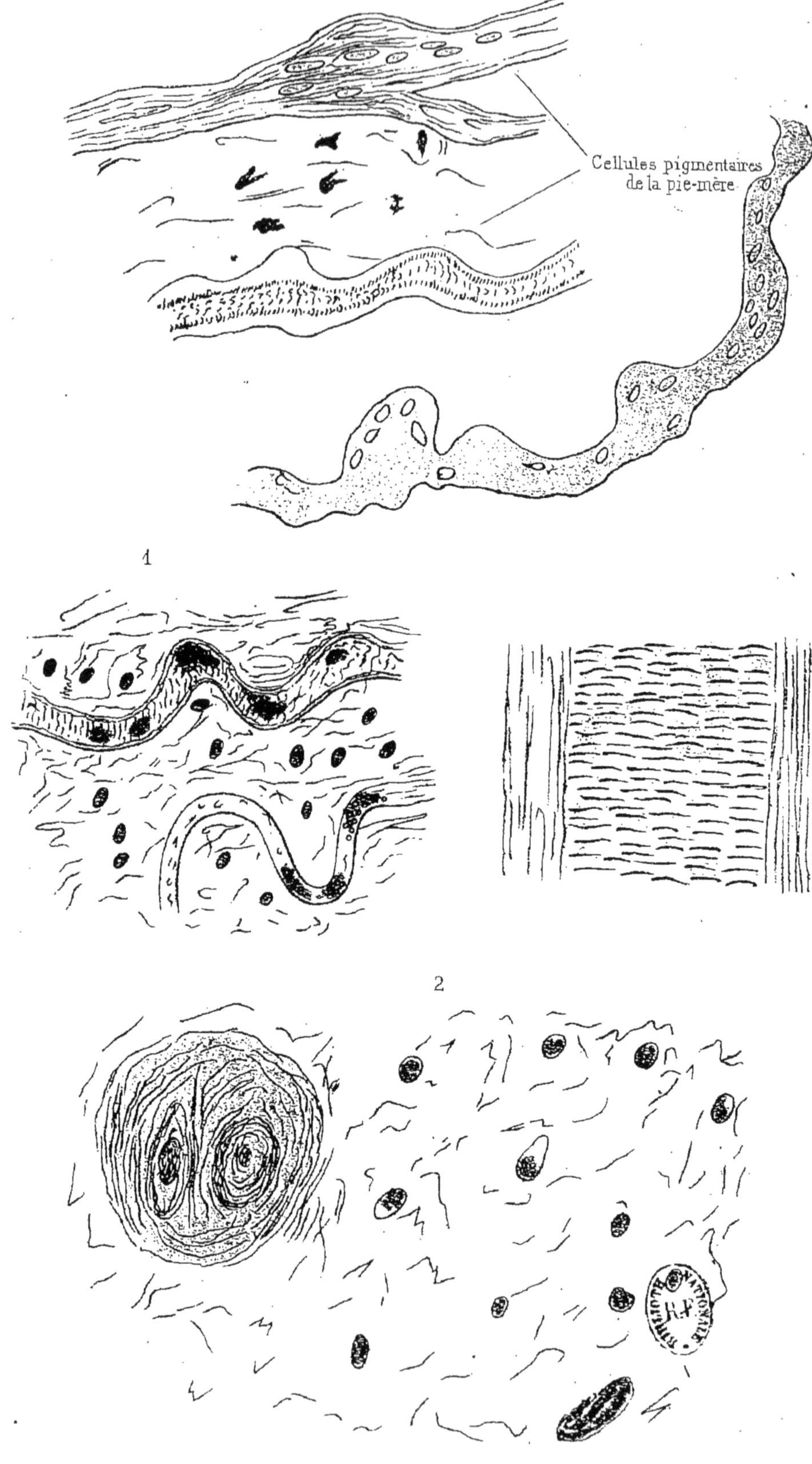

1 Ganglion cervical inférieur (Obj 2.)

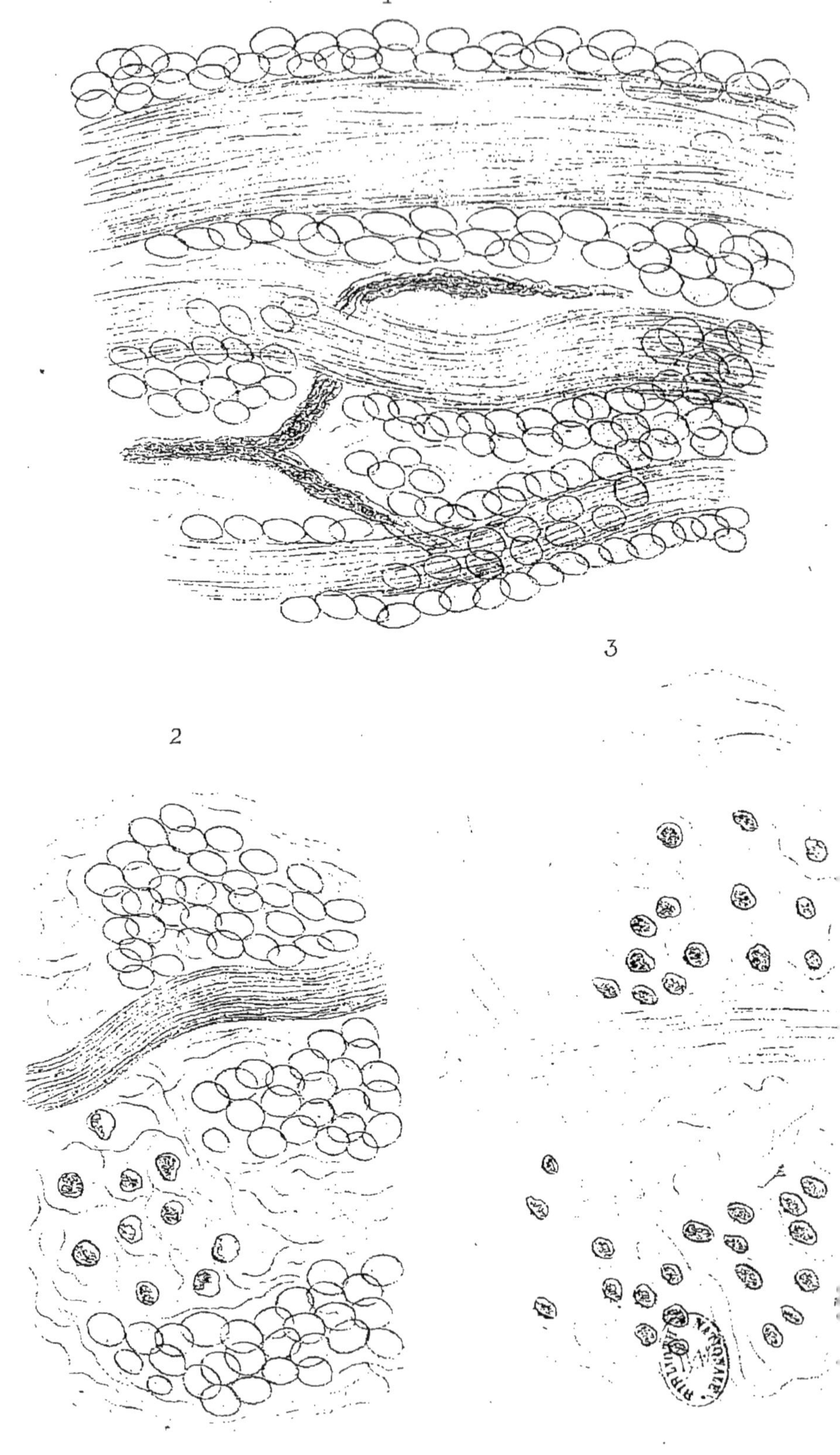

1_Filet cervical gauche du grand Sympathique
2 Ganglion cervical inférieur gauche.

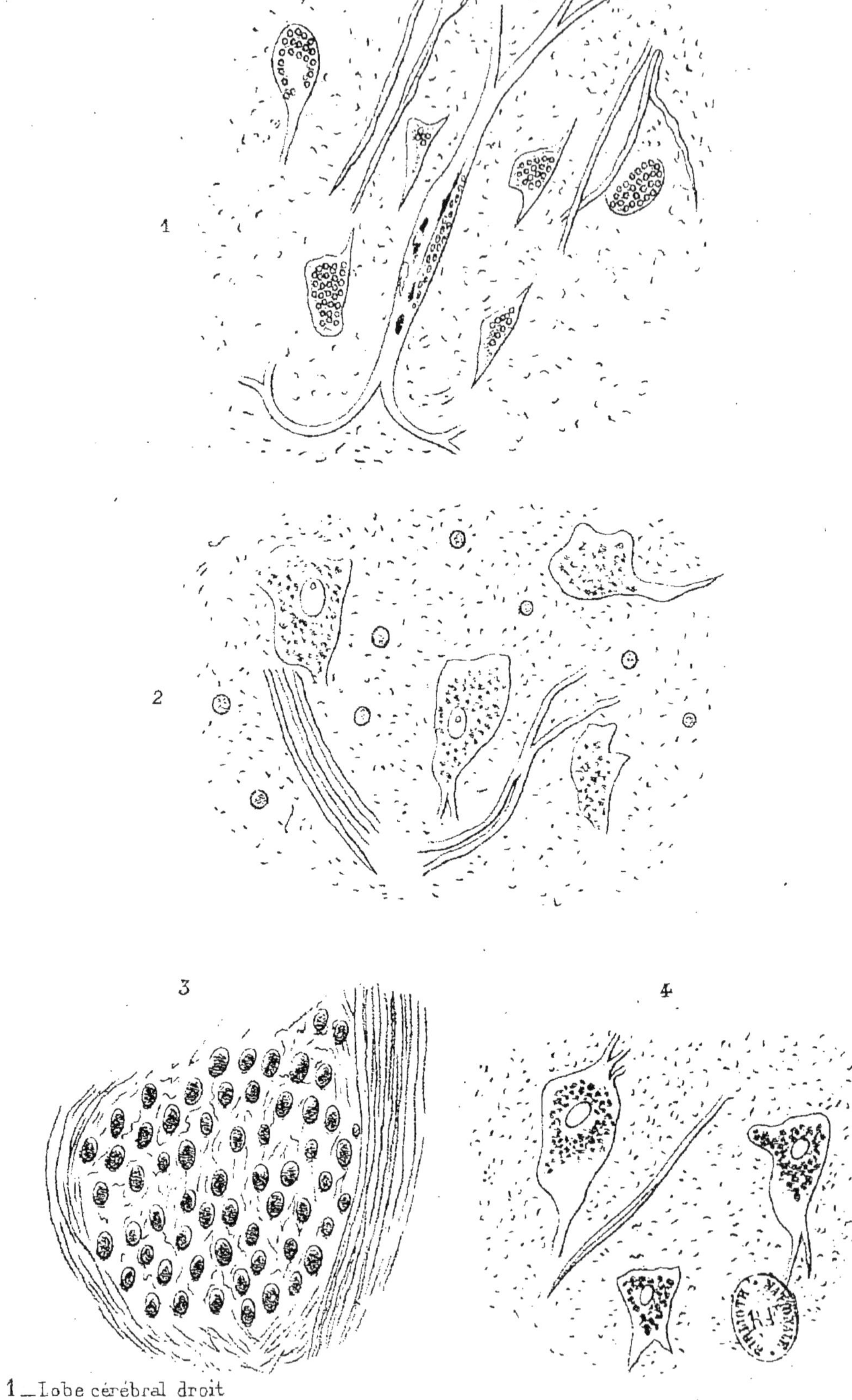

1_Lobe cérébral droit

2_Plancher du 4e Ventricule. Taches de graisse résultant sans doute d'un phénomène cadavérique

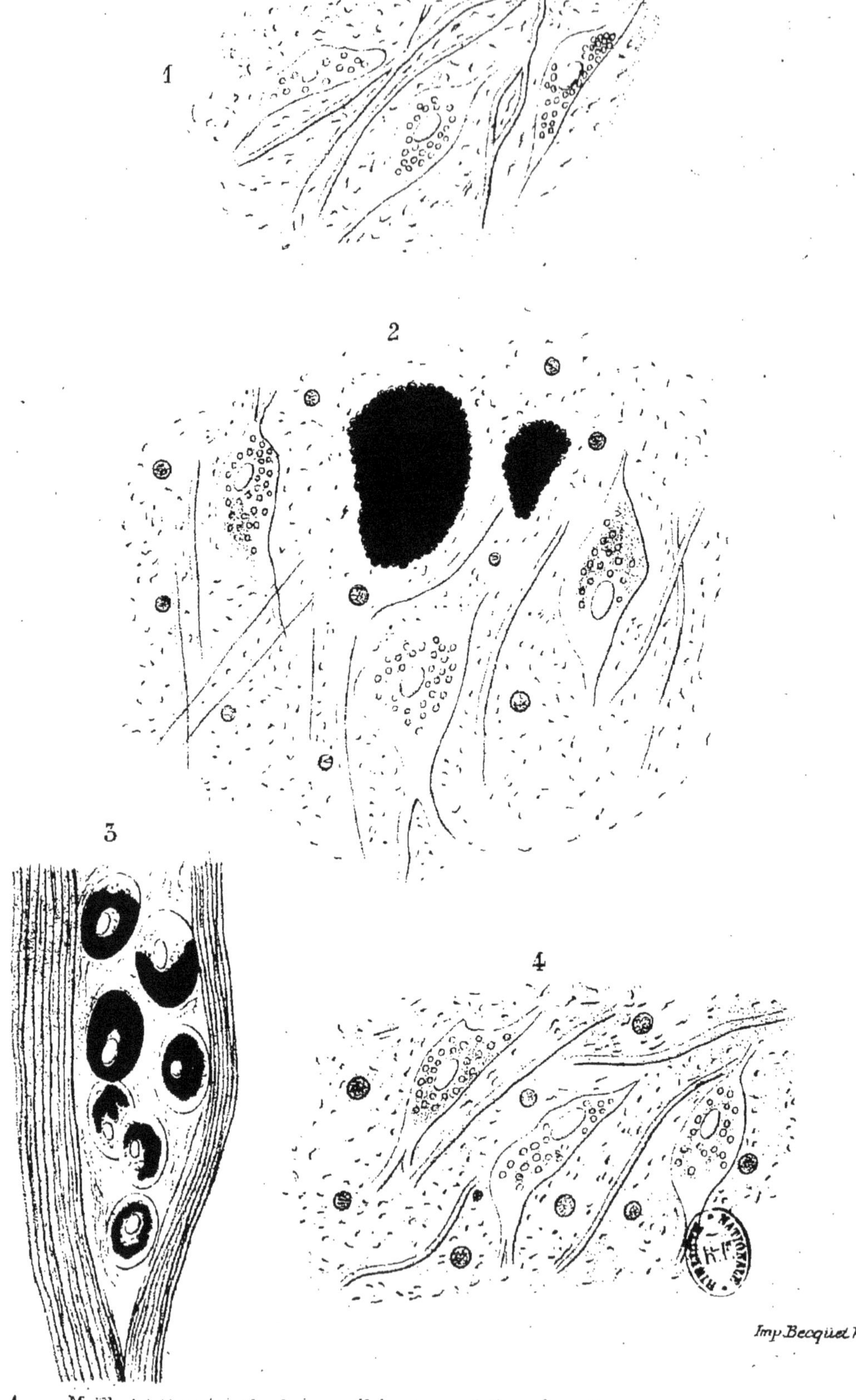

1 —— Moelle épinière régionlombaire ; cellules à granulations ferrugineuses

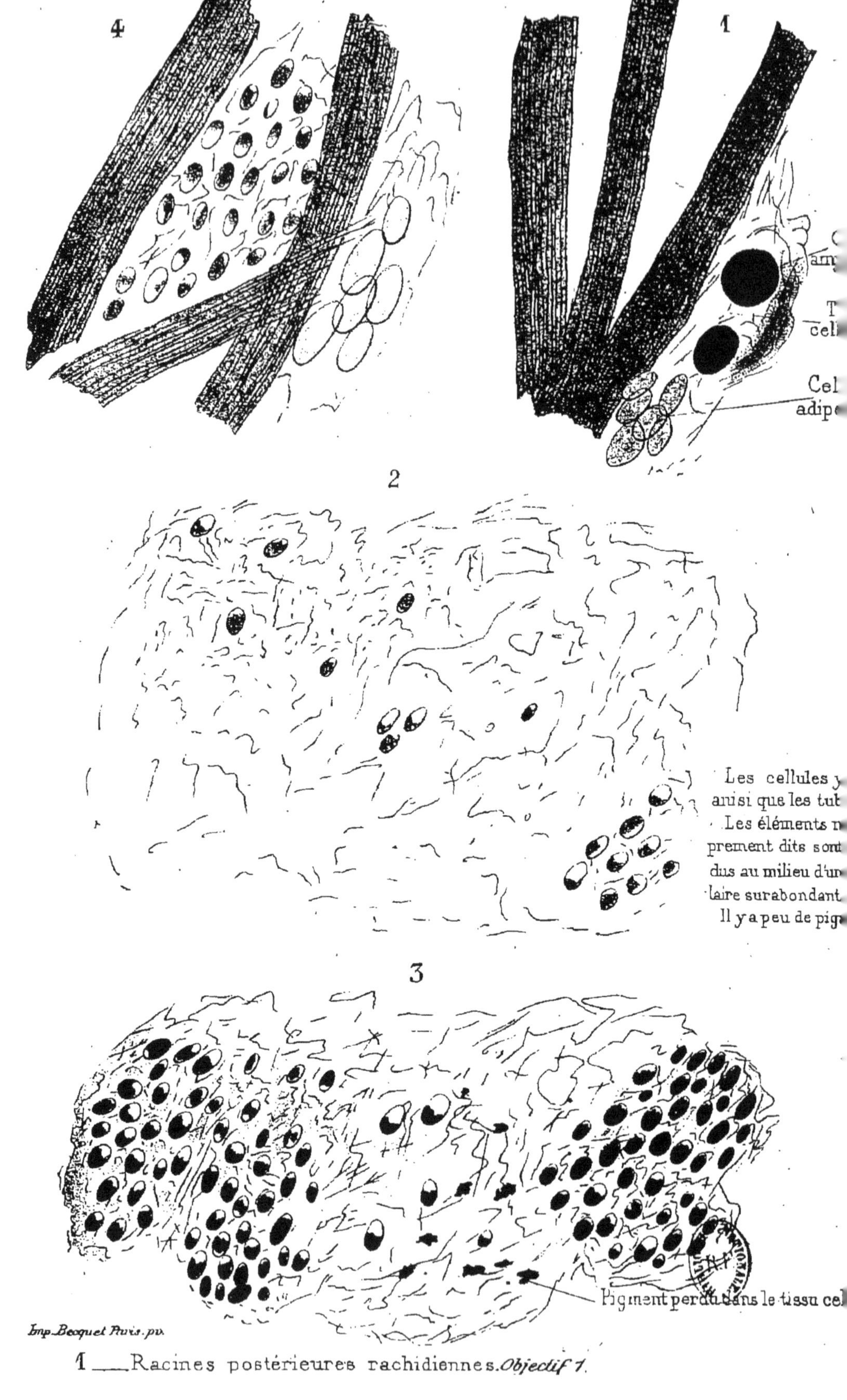

1 ___ Racines postérieures rachidiennes. *Objectif 1.*

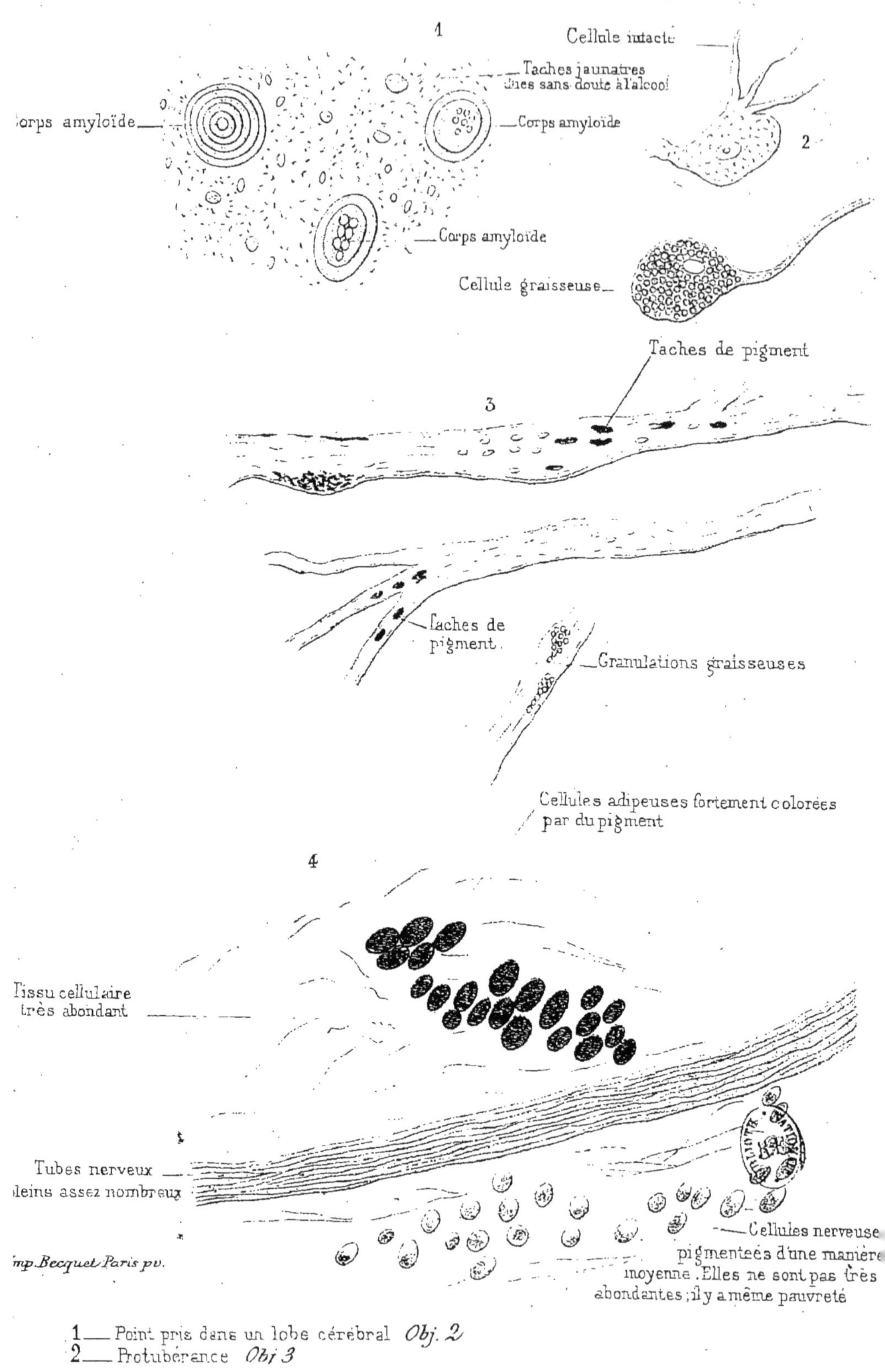

1 — Point pris dans un lobe cérébral *Obj. 2*
2 — Protubérance *Obj 3*

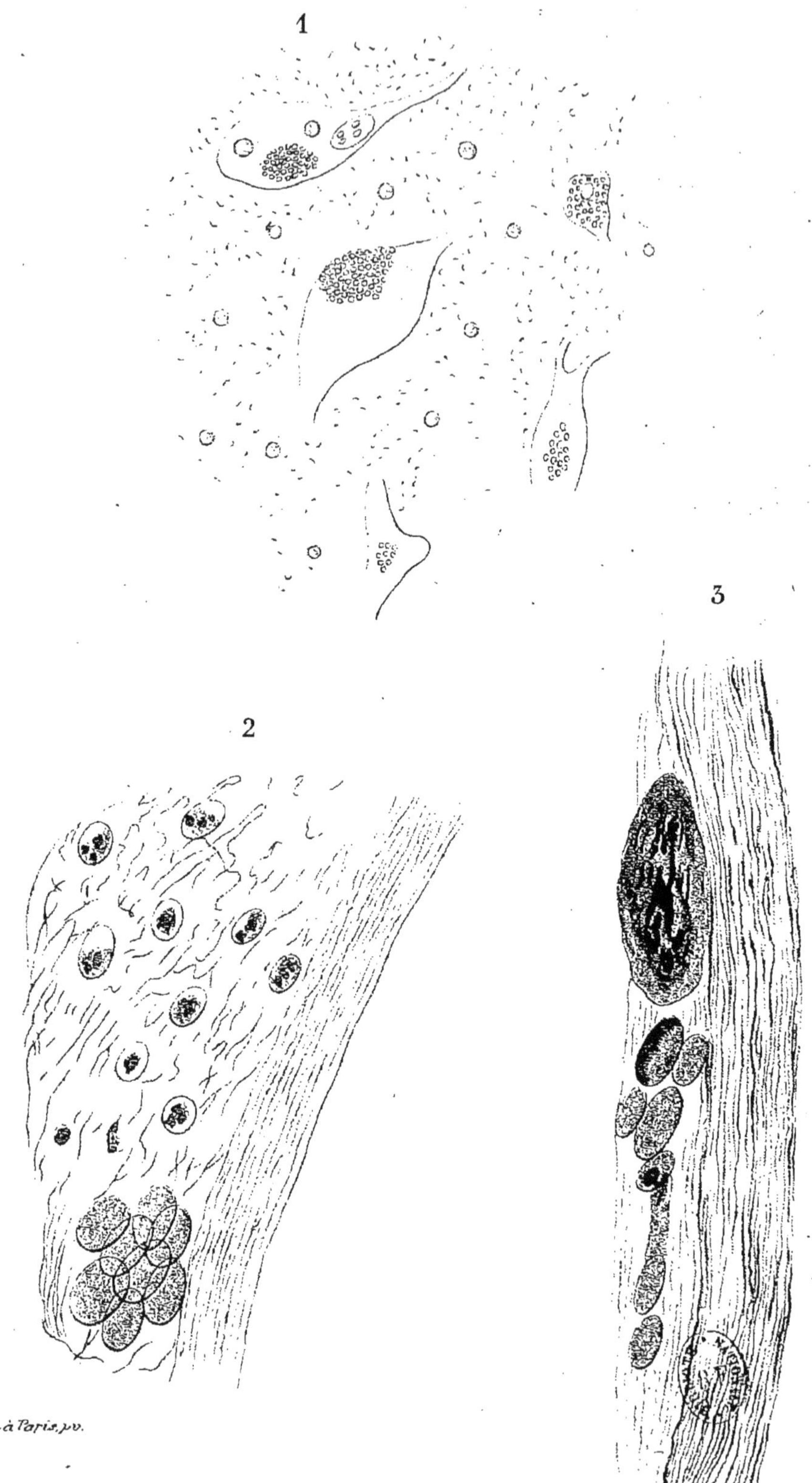

—Substance grise de la région cervicale de la moelle épinière prise près de l'epeudyme— Les cellules renferment des amas de granulations légèrement ferrugineuses en dehors des noyaux.

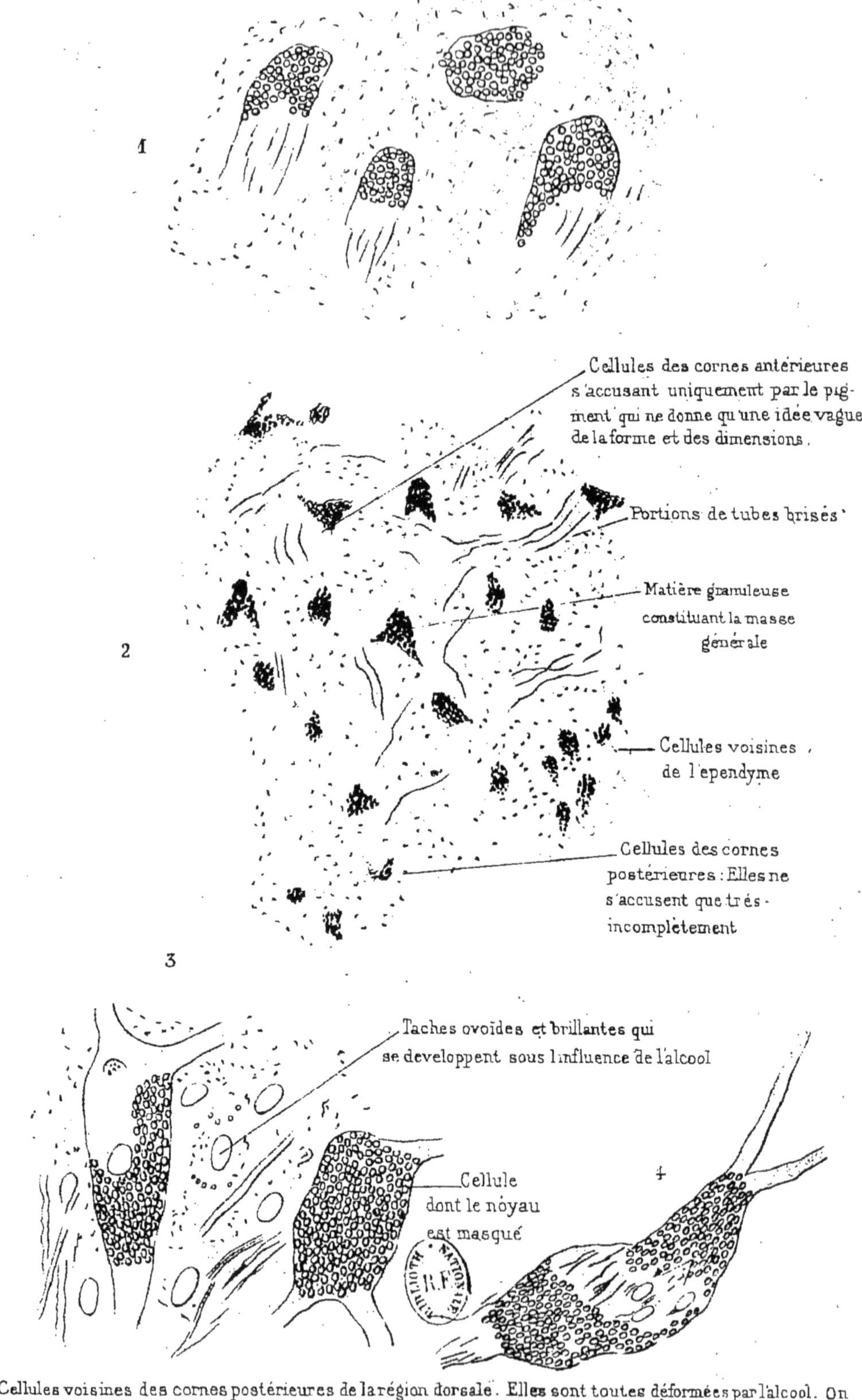

1 — Cellules voisines des cornes postérieures de la région dorsale. Elles sont toutes déformées par l'alcool. On n'aperçoit pas les prolongements. Elles sont toutes incomplètement pigmentées.

1

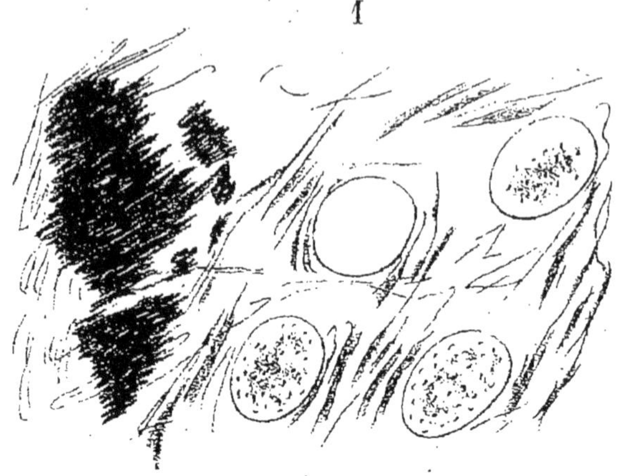

2

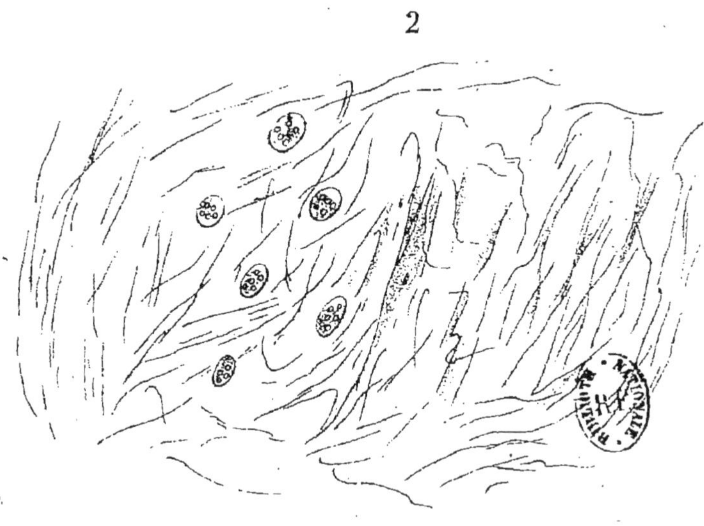

Imp. Becquet Paris. po.

1 — GANGLION SPINAL DE LA RÉGION CERVICALE. — Taches de pigment énormes et de formes indéterminées. Il y a quelques cellules incolores. La plupart sont pigmentées *Obj. 5.*
2 — GANGLION CERVICAL SUPÉRIEUR GAUCHE. Le tissu cellulaire domine. Il y a une sclérose; les cellules sont très rares. Le pigment est assez pâle

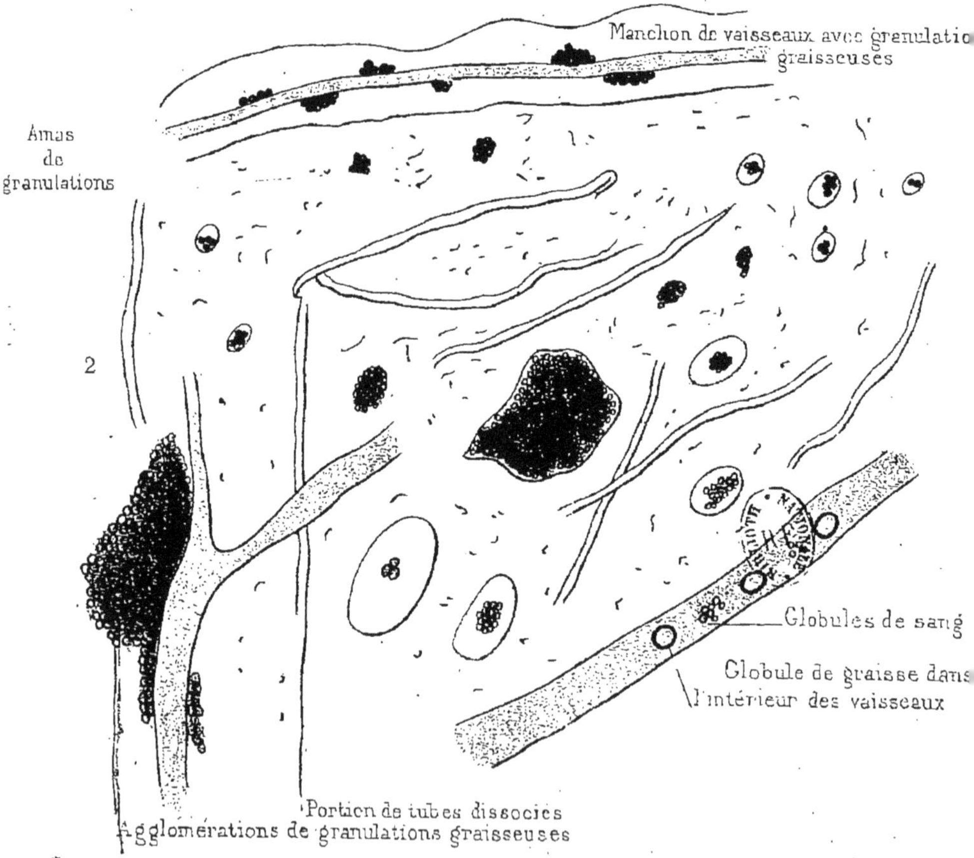

1 _ Substance grise du lobe cérébral droit antérieur *(Obj 5)*

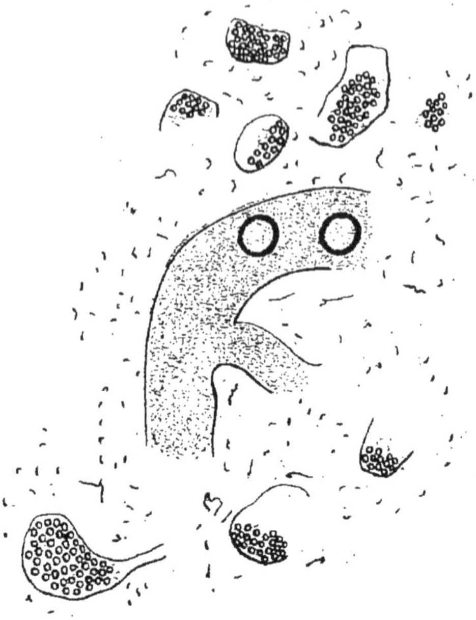

2 _ CORPS STRIÉ Partie ramollie et jaunâtre. *(Obj 5)*

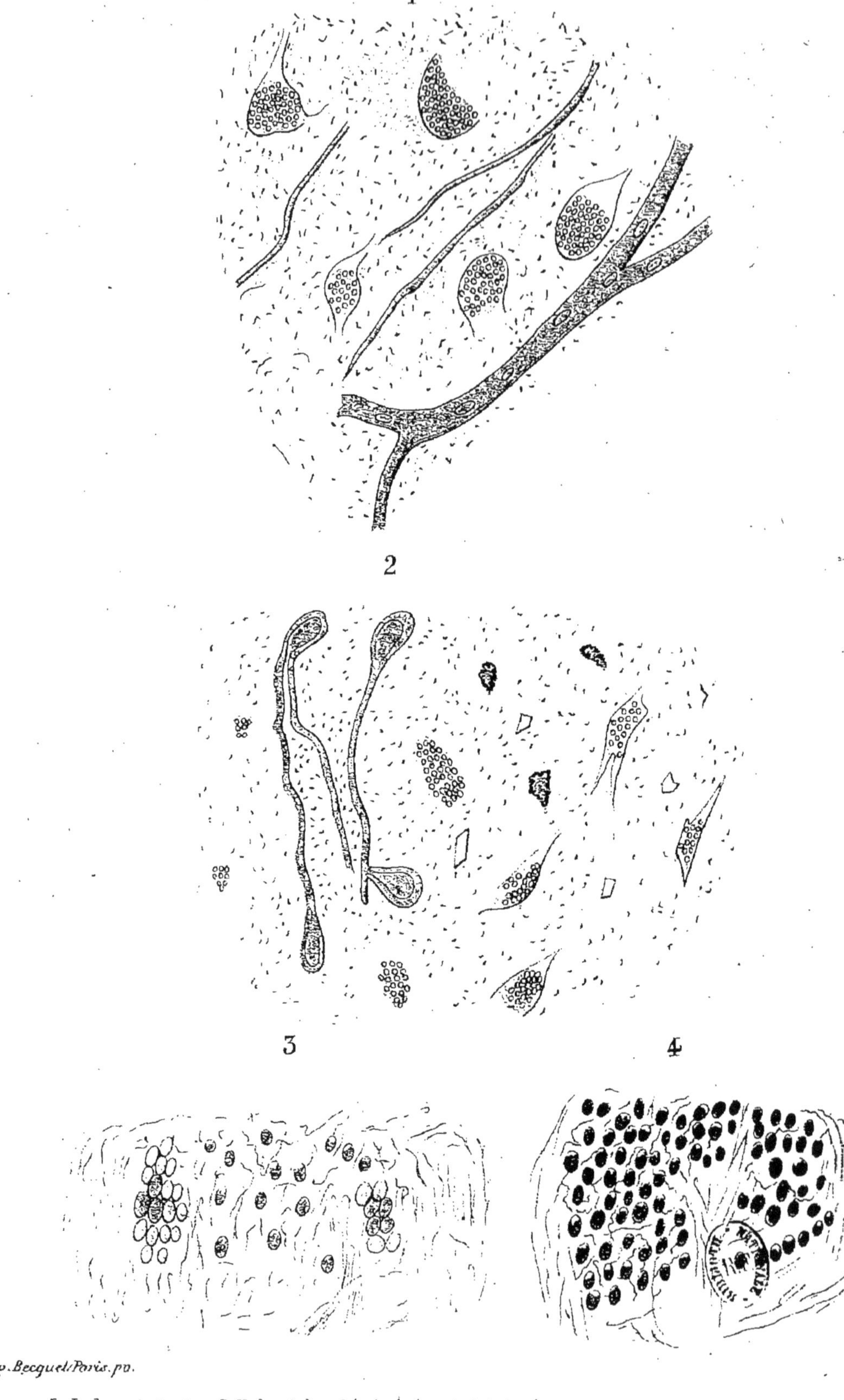

1. Lobe cérébral._Cellules très dégénérées à teinte jaune

EXPLICATION DE LA PLANCHE.

FIG. 1. Figure théorique où se trouvent groupées les diverses altérations que peut présenter la substance grise cérébrale.

a. Vaisseau avec plaques pigmentaires et hématosine dans ses parois.
b. Amas de globules de graisse enté sur la paroi du vaisseau.
c. Globule de graisse libre isolé.
d. Agglomération de globules de graisse libres.
e. Vaisseau capillaire présentant des globules de graisse au milieu des hématies.
f. Cellule nerveuse remplie de granulations graisseuses.
g. Vaisseau avec prolifération du tissu connectif.
h. Taches de couleur ferrugineuse.

FIG. 2. Figure théorique destinée à montrer les diverses altérations qu'on peut rencontrer dans les ganglions du grand sympathique.

a. Tissu cellulaire augmenté comme quantité et comme densité.
b. Vaisseau accompagné de pigment noir et rouille.
c. Cellules adipeuses non pigmentées paraissant s'être substituées à un département de cellules ganglionnaires.
d. Cellules adipeuses colorées par du pigment et envahissant les départements des cellules.
e. Cellules ganglionnaires très-rares et très-chargées de pigment.

FIG. 3. Portion d'un ganglion spinal dont les cellules renferment un pigment moins foncé que celui des cellules du grand sympathique.

FIG. 4. État de pigmentation d'un grand nombre de cellules de la moelle épinière avoisinant l'épendyme.

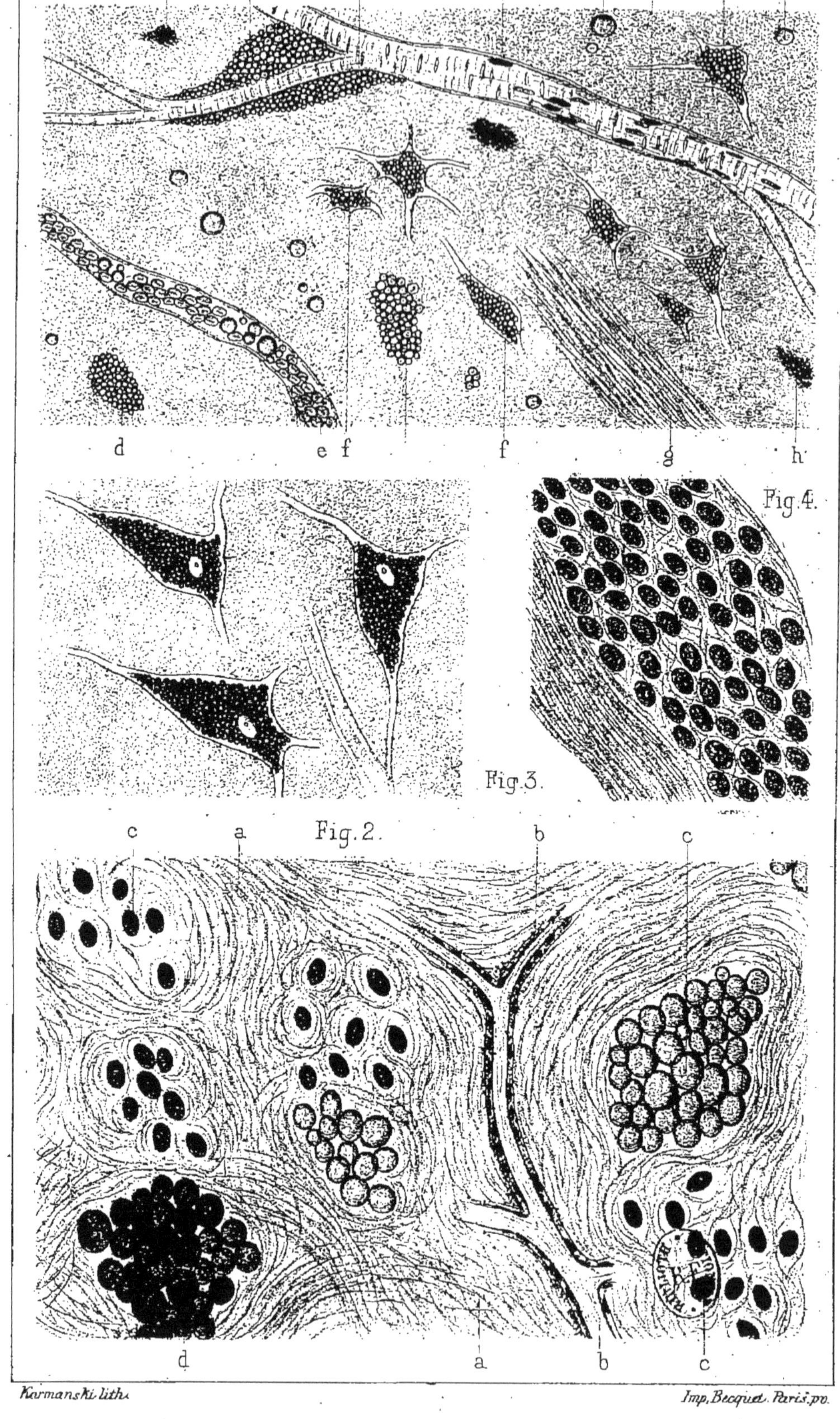

Karmanski lith.

Imp. Becquet. Paris.

Figures théoriques résumant les diverses altérations

www.ingramcontent.com/pod-product-compliance
Ingram Content Group UK Ltd.
Pitfield, Milton Keynes, MK11 3LW, UK
UKHW022051190726
13855UKWH00002B/475

9 782012 969285